中 医 小 妙 招 丛 书

一 点 一 按
小 妙 招

主编／王富春　胡英华
编委／王佳佳　治丁铭

U0674635

中国中医药出版社
·北 京·

图书在版编目（CIP）数据

一点一按小妙招／王富春，胡英华主编．—北京：中国中医药出版社，2016.8
（中医小妙招丛书）
ISBN 978-7-5132-3106-0

Ⅰ．①一… Ⅱ．①王…②胡… Ⅲ．①穴位按压疗法 Ⅳ．① R245.9

中国版本图书馆CIP数据核字（2016）第011325号

中 国 中 医 药 出 版 社 出 版
北京市朝阳区北三环东路28号易亨大厦16层
邮政编码 100013
传真 010 64405750
北京瑞禾彩色印刷有限公司印刷
各地新华书店经销
＊
开本 880×1230 1/32 印张 3.5 字数 77 千字
2016年8月第1版 2016年8月第1次印刷
书 号 ISBN 978-7-5132-3106-0
＊
定价 20.00元
网址 www.cptcm.com

如有印装质量问题请与本社出版部调换
版权专有 侵权必究
社长热线 010 64405720
购书热线 010 64065415 010 64065413
微信服务号 zgzyycbs
书店网址 csln.net/qksd/
官方微博 http://e.weibo.com/cptcm
淘宝天猫网址 http：//zgzyycbs.tmall.com

前言

当今的社会坐上了一列飞速前进的列车，人们总是在忙碌之后才发现健康的信号灯闪了又闪，匆匆忙忙赶到医院想要马上根除病痛。殊不知疾病不是一时得的，又怎会马上消除呢？本书正是在身体警示灯闪烁时，及时帮忙的好助手。

当身体的某个部位疼痛时，就会下意识地用手去按摩那个部位。比如肚子痛，就会用手揉搓肚皮，或者把手搓热按到肚子上；腰背痛，则愿意用手握拳，捶打腰背部紧张的肌肉以缓解疼痛。用手按揉疼痛部位，通过疏通经络来缓解疼痛，就是人类早先的一种自我推拿按摩的行为。

你有听过下面这些点按治疗疾病的小故事吗？

——点按的奇特

中医推拿疗法源远流长，早在新石器时代，生活在黄河流域的华夏祖先就在与野兽的搏斗和日常的劳动中，应用一些抚摸手法祛痛，于是推拿这一起源于人类自卫防御的自发性医疗行为，逐渐发展成为人类重要的治疗手段。

点穴疗法是我国传统武术中的点穴、打穴、拿穴、踢穴和解穴等动作演化而来的一种推拿疗法，在我国胶东半岛一带盛行。在武术中，上述的点穴手法既是进攻手法，也是疗伤的方法。点按就是借鉴了武术中积极点穴的技术动作，总结中医点穴的经验，在中医经络和气血理论的指导下，用来防治疾病的简单自疗手法。

——点按的神奇疗效

对于胆火旺盛导致失眠的患者来说，想要睡踏实了，关键就要把胆火降下来。因此，可选用足少阳胆经的风市穴。风市穴非常好找，站起来，双臂自然下垂，中指指尖与大腿相交处即是此穴。这个穴位有促进胆经气血循环的功效。胆经气血循环畅通，胆气下降，人体阴阳得到平衡，自然就会安然入睡了。但晚上敲打胆经是不合时宜的，因为敲打会促进气血循环，这样人会越来越精神。那么如何刺激这个穴位才好呢？这有点类似太极拳收式上的一招功夫"点按风市把气藏"。即双手放松，十指自然下垂，捂于大腿两侧，这时会感到双腿热乎乎的，然后中指稍用力点按风市穴。这里用中指是有讲究的，因为中指指端是中冲穴，中冲穴是心包经上的穴位，有清心泄热的功效，而且可以疏通全身的经络。用中冲点按风市穴，除了可以泄胆火外，还可以平衡全身的阴阳，使心神俱安，自然就可以安然入睡了。每次临睡前点按3分钟，很快就会产生困意，治疗失眠的效果相当好。

点按穴位能够防治疾病，延年益寿，在我国已有数千年的历史。按法是用指尖垂直作用在穴位上，通过对局部的刺激、经络的传导，起到活血止痛、消瘀散结和防病保健的一种外治方法。随着人们物质生活水平的提高，中医养生文化越来越得到人们的关注，越来越多的人开始寻找无副作用、简便、易操作的保健治疗方法，神奇疗效的点按法得到了广泛重视。

本书选取了日常生活中最常见的病症，图文并茂地进行讲解，具有通俗易懂、便于操作的特点，可以作为中医爱好者、中老年健康保健者、青年医师及医学生的良师益友。

王富春
2015 年 9 月

目录

一点一按小妙招

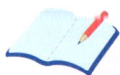

"小案例"——小明的小伤风

春夏秋冬，四季变换，不论哪个季节都会有人得感冒。伤风就是我们通常所说的感冒。小明周日不小心淋了雨，晚上感觉头痛鼻塞，正好姐姐是中医药大学的研究生，看见小明这样难受，想起老师教的穴位点按，遂给小明进行了迎香穴位点按，没想到小明真的好多了，鼻塞症状明显缓解，家人都夸姐姐没有白学中医。在随后的几天里每天都进行点按迎香穴的治疗，不仅感冒症状减轻了，而且鼻塞的症状也没有了。现在小明一有鼻塞流涕的症状，家里人首先想到的就是点按穴位。

"小妙招"——迎香给你帮帮忙

迎香穴是人体的腧穴之一，属于手阳明大肠经，出自《针灸甲乙经》。此腧穴在鼻翼外缘中点旁，当鼻唇沟中，有疏散风热、通利鼻窍的作用，主要用于治疗鼻塞、鼽衄、口歪、胆道蛔虫等病证。其部位在鼻翼外缘中点旁开，当鼻唇沟中，左右各一穴。如果出现头痛、鼻塞、喷嚏、流涕等症状，伤风引起的流鼻涕、鼻塞，或者过敏性鼻炎，按摩迎香至发热，便能立即缓解症状。经常用食指指腹垂直按压迎香，每次 1 ~ 3 分钟，能使鼻子保持舒畅，对肺部也有很好的保健作用，可预防肺病。经常按摩迎香穴可以祛头面之风，散巅顶之寒，从而增强抵抗病菌的能力。经常揉搓迎香穴可以促进鼻周围的血液循环，使气血畅通，外邪不容易侵入体内，对抗病菌侵入，以预防和消除感冒。

"小提示"——防寒保暖很重要

● 日常注意天气变化，及时增减衣物，避免冒雨涉水。

● 忌吃油腻荤腥及甘甜食品，故大鱼大肉、糯米甜食、油炸糕等不宜服食。

● 不宜食辣椒、狗肉、羊肉等辛热的食物，以免伤气灼津、助火生痰。

● 感冒后忌饮酒和浓茶。

● 感冒后要充分休息，多喝水，多吃水果或喝果汁，及时补充维生素 C。

● 可以服用姜糖饮：生姜 5g，红糖 10g，将生姜洗净切丝，放入水杯内，以开水冲泡，加盖浸泡 5 分钟，再调入红糖，应有足够辣味，趁热服用，服后盖被取汗。

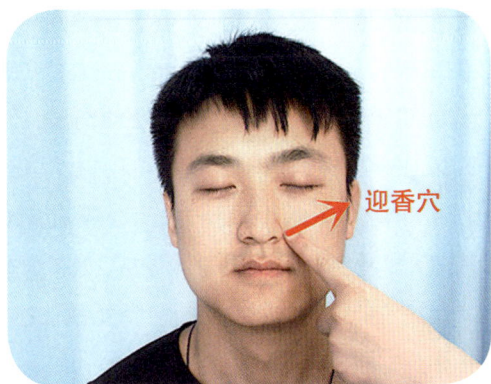

迎香穴

2 咳嗽

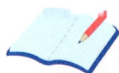

"小案例"——咳嗽的张奶奶

咳嗽是一种临床常见的症状，很多疾病均可引起咳嗽。张奶奶冬季喜欢在南方居住，四月份刚从三亚回到长春，春季的长春本就是极为寒冷的，再加上春季的空气质量较差，她回来后便咳嗽不止，导致晚上自己和家人都不能安睡。后来想起邻居小王是医生，便去请他看看，小王进行简单的询问和检查后，给张奶奶的天突穴和孔最穴进行了点按，结果张奶奶的咳嗽当时便减轻了不少。回家后张奶奶进行了自我点按，几天后咳嗽症状就消失了。

"小妙招"——天突、孔最好拍档

天突穴属于任脉，是阴维脉、任脉的交会穴，位于锁骨中央的凹陷中。刺激天突穴可以起到宣肺气、利气道、化痰浊而止咳平喘的作用。此穴主治咳嗽，哮喘，胸中气逆，咯唾脓血，咽喉肿痛，梅核气等。患者取坐位或仰卧位，因其内部有气管，故按压时不能直接按压，力度要向下。用拇指在天突穴缓慢均匀地用力按揉，使局部产生酸麻、重痛感觉 1～2 分钟，再嘱咐患者做吞咽动作，以加强指压的感觉，然后再用轻揉法放松，重复 3～5 遍。孔最穴出自《针灸甲乙经》是手太阴肺经之郄穴。手臂向前，仰掌向上，用另一只手握住手臂中段处，拇指指甲下压就是孔最穴。此穴是肺经脉气所发，肺经经气深聚之处，善治肺经之急重症和相关的血证，此穴能泻肺热、降肺气、宣窍通络，

"小提示"——预防感冒很重要

● 由于咳嗽大部分由外感引起，因此平时加强锻炼，防寒保暖，增强体质，避免感冒对于咳嗽的预防很有意义。

● 作息规律，饮食清淡，保证充足睡眠。

● 室内空气要清新，室内湿度应维持在 60% ~ 65%。咳嗽严重、喉咙有痰时，可吸入蒸汽或在浴室里打开热水，让温湿的蒸汽进入气道。

● 加强饮食调护，注意食补养肺。可以适当进食一些养阴生津之品，如百合、蜂蜜、梨、莲子、银耳、葡萄，及各种新鲜蔬菜等柔润食物，少吃辛辣燥热之品。

● 用热水袋敷背可以缓解咳嗽的症状。在热水袋中灌满40℃左右的热水，外面用薄毛巾包好，然后敷于背部靠近肺的位置，可以加速驱寒，很快止住咳嗽。

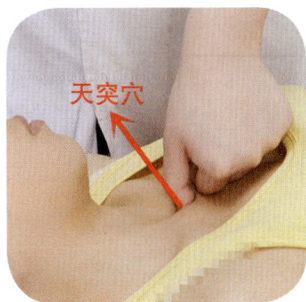

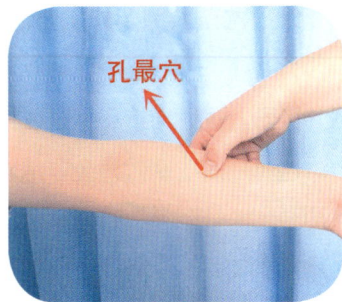

天突穴

孔最穴

而达到消肿止痛、开音利咽的目的。天突穴和孔最穴这对好搭档一起可宣肺降气止咳。

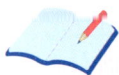

"小案例"——倍受折磨的小娜

想必大家都受到过头痛的折磨，十分难受。头痛是一种常见的症状，引起头痛的原因复杂多样，尤其是在神经系统疾病中多见，发病率高，有人称头痛是仅次于感冒的常见病。邻居小娜过年期间头痛反复发作，去医院检查没有发现异常。可是只要一熬夜，精神一紧张就头痛得受不了，实在没有好办法的她便去了中医院寻求医治的良方，由于她晕针，坚决不肯针灸，所以大夫给她进行了穴位点按，几分钟后她的症状就明显减轻了，嘱咐她回家后按照医生的方法进行自我点按，一周后头痛症状基本消失，终于不再被头痛所困扰。

"小妙招"——太阳太阳你最棒

太阳穴是人头部的重要穴位，属于经外奇穴，它的主治病症为：头痛、偏头痛、眼睛疲劳、牙痛等疾病。当人们用脑过度后，太阳穴往往会出现重压或胀痛的感觉，这就是大脑疲劳的信号。这时施以按摩效果会非常显著。按摩太阳穴可以给大脑以良性刺激，能够解除疲劳、振奋精神、止痛醒脑，并且能继续保持注意力的集中。太阳穴的正确位置在外眼角与耳朵尖连线的中点上，用手触摸最凹陷处就是太阳穴。按摩时首先调整好身体姿势，坐站皆可，但要身体端正，脊背挺直，挺胸收腹，情绪稳定，精神集中。一般都采用坐姿。坐或站好后将手掌搓热，

"小提示"——精神作用很重要

● 预防一般性头痛的最佳方法是讲究心理卫生，让自己心胸开阔，不自寻烦恼，养成良好的生活习惯。

● 注意不要用脑过度，千万不要让大脑长期处于疲劳状态，也不要熬夜，在电脑前时间不要过长，要劳逸结合。

● 头痛时不要掉以轻心，剧烈甚至伴随恶心呕吐的头痛一定要进行细致的检查，排除器质性病变。

● 头痛发作时应保持舒适体位，避免声光刺激，解除思想顾虑。平时应注意情志的调节，学会移情易性，保持日常的心情愉悦，避免强烈的精神刺激。

贴于太阳穴，稍稍用力，顺时针转揉 10 ~ 20 次，逆时针再转相同的次数。也可以将手掌贴在头上，以拇指指肚分别按在两边的太阳穴上，稍用力使太阳穴微感疼痛，然后，顺逆各转相同的次数。一般按摩的次数可多可少，自己按照大脑疲劳的程度调整。

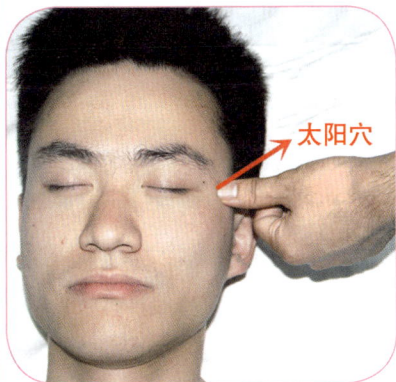

太阳穴

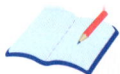

"小案例"——心悸，我该拿你怎么办？

　　心悸是指患者自觉心中悸动，甚至不能自主。发生时，患者自觉心跳快而强，并伴有心前区不适。王女士今年45岁，是一个大公司的副总，最近经常感觉心慌，有的时候受点刺激就感觉心脏像是要从嗓子眼里跑出来，去医院检查又没有什么毛病，一次在同学聚会中突然发病，一个学中医的同学，由于没有针具和急救药，就为她进行了点穴治疗，掐按内关穴、点按膻中，十分钟后她的心悸症状就逐渐消失了。现在王女士每天把点穴当成了一项重要的日常保健，心悸的症状也基本不再出现了。

"小妙招"——巧用内关穴、膻中穴

　　心痛、心悸、胸痛是中老年人的常见疾病。经常按摩内关穴、膻中穴可以起到一定的保护心脏的作用，刺激此两穴能够宁心安神、理气止痛。内关穴位于腕臂内侧，掌长肌腱与桡侧腕屈肌腱之间，腕横纹上2寸处，主治胃、心、心包络疾患，以及与情志失和、气机阻滞有关的脏腑器官、肢体病变，广泛应用于临床。膻中穴位于胸部两乳头连线的中点，平第四肋间处，具有宽胸理气、活血通络、清肺止喘、舒畅心胸等功能。刺激此穴有阻挡邪气、宣发正气的功效。现代研究发现，膻中穴位于人体胸腺的部位，可参加机体的细胞免疫活动。点按该穴后可影响心血管神经的调节中枢，促进全身血液的重新分配，改善冠状血流量，还可以提高胸肺部的自主神经功能。

"小提示"——身心养护很重要

● 情志调畅，饮食有节及避免外感六淫邪气，增强体质等是预防本病的关键。

● 积极治疗胸痹心痛、痰饮、肺胀、喘证及痹病等，对预防和治疗心悸发作具有重要意义。

● 保持精神乐观，情绪稳定，坚持治疗，坚定信心。应避免惊恐刺激及忧思恼怒等。

● 生活作息要有规律。饮食有节，宜进食营养丰富而易消化吸收的食物，宜低脂、低盐饮食，忌烟酒、浓茶。轻证可从事适当体力活动，以不觉劳累、不加重症状为度，避免剧烈活动。

● 重症心悸应卧床休息，还应及早发现变证、坏病等先兆症状，做好急救准备。

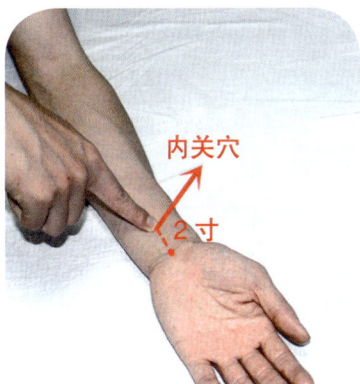

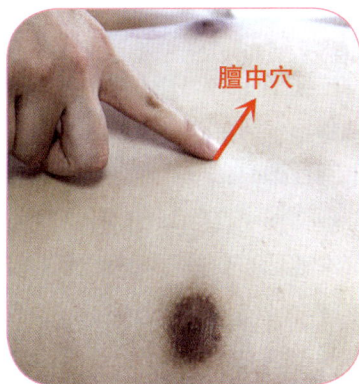

5 休克

"小案例"——休克莫慌张

小王和朋友逛街忽遇一女子突发休克，街上的行人一时之间不知道该如何处理，只是在围观，有的人拨打了120急救电话，由于在闹市区堵车比较严重，救护车不能马上赶来。小王马上就想起老师上课讲的急救措施，立刻上前用拇指掐按患者的人中穴，一开始没敢使劲，看患者没有苏醒就用指甲用力掐按直至患者苏醒过来。

"小妙招"——危急时刻找人中

休克是一种急性组织灌注量不足而引起的临床综合征，是临床各科严重疾病中常见的并发症。长时间不处理会对病患的身体造成极坏的损伤。运用人中穴救治昏厥急症，是简单易掌握的应急性急救措施，在缺医少药的情况下，实为救命之法宝。人中穴位于鼻下，上嘴唇沟的中点，位于上嘴唇沟的上 1/3 与下 2/3 交界处。主治癫、狂、痫、中风昏迷、小儿惊风、面肿、腰背强痛等证。历代医家认为，人中穴是一个重要的急救穴位，手指掐或针刺该穴位是一种简单有效的急救方法。医者用食、中两指端置于拇指面，以增强拇指的指力，用拇指端按于唇沟的中上处行强刺激。以每分钟 20 ～ 40 次为宜，可使患者很快苏醒，或者用拇指指甲进行用力掐按。西医学研究对人中穴的急救作用做了科学解释：刺激人中穴可以升高血压，可影响人的呼吸活动，有利于节律性呼吸活动的运行。

"小提示"——身心养护很重要

● 休克的预防应采取综合措施，对有可能发生休克的伤病员，应针对病因，采取相应的预防措施。

● 伤后 1 ～ 2 天禁食或少进食，第 3 天开始以少量试餐开始，如米汤、安素（肠内营养粉剂）等，每日 3 ～ 6 次，每次 50 ～ 100ml，以后逐步增加牛奶、肉汤等，每日可进 3 ～ 8 次餐，以清淡、易消化的饮食为宜。

● 一周后可将流质饮食改为半流质饮食，进食肉末粥、鱼米粥、蒸蛋、面条等。此后要为患者提供充足的热能和蛋白质，多食用优质蛋白质食物，如牛奶、鸡蛋、鱼类、家禽等。

● 休克患者忌食刺激性食品，如辣椒、酒、醋、胡椒、姜等，忌食螃蟹、田螺、河蚌等寒性食物，忌坚硬、难消化的食物。

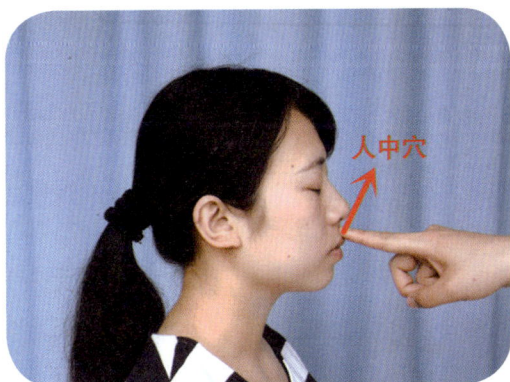

人中穴

6 眩晕

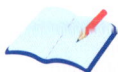

"小案例"——张大爷的老毛病

很多人都有过地转天旋的感觉，极为难受。眩晕发作时，甚至会有恶心、呕吐、冒冷汗等表现。张大爷从十年前开始就有头晕的毛病，起初只是有些轻度的头晕眼花，休息之后就会好转，张大爷以为自己只是有些疲惫，并没有把这毛病放在心上。这十年间，张大爷眩晕的毛病就一直断断续续地发作，严重的时候，只要闭上眼睛安静地休息之后就会有好转。有一次张大爷突然感觉天旋地转，躺在床上休息很久都没有好转，只要轻轻一动就恶心想吐，脸色也很差，还不时地冒冷汗。家人带着张大爷到了附近的中医诊所寻求帮助，中医大夫给张大爷做了头部推拿手法，重点按揉了风池穴，当日推拿之后，张大爷眩晕的症状明显好转。此后一个月里，张大爷每天坚持让家人点按风池穴，身体状况和精神状态不断好转，现在张大爷眩晕的毛病已经很少发作了。

"小妙招"——神奇的风池穴

风池穴属于足少阳胆经，是胆经与阳维脉交汇的位置。该穴位具有平肝息风、祛风解毒、通利关窍的作用。如图所示在后发际正中上 1 寸又旁开两指的凹陷就是风池穴，左右各一穴。如果出现头晕眼花、视物天旋地转等症状，可在患者平静时点按其风池穴，用两拇指分别点按患者左右风池穴，由轻及重，以局部酸胀为度，反复操作，一次 20 分钟左右。

"小提示"——寻找原因很重要

● 眩晕不是单独的疾病，而是一种症状，并且分为真性眩晕和假性眩晕，涉及多个学科的内容，当出现眩晕症状后，一定要弄清楚病因，治疗时才不会走弯路。

● 眩晕发作时应保持舒适体位，避免声光刺激，解除思想顾虑。平时应该注意情志的调节，保持心情愉悦，避免精神刺激。

● 忌烟、酒及油腻食物，养成良好的生活习惯。

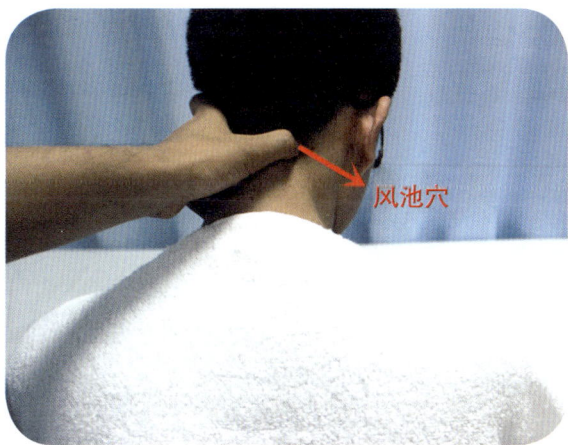

风池穴

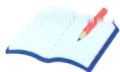

"小案例"——失眠有办法

失眠就是一个小恶魔，让我们无法安宁，在日常的生活中，工作的压力、学习的紧张、希望的破碎、思想的冲突，或者是晚饭吃得过多都会引起暂时的失眠。当去除这些诱因之后，我们的睡眠又可以恢复正常。小华由于工作的原因，常常需要熬夜，每天只能睡三五个小时。近日来工作压力并没有那么大，小华想好好地休息一下，可是每夜却辗转反侧久久不能入睡。这使小华白天总是疲惫，常常无精打采，还时常健忘，已经严重影响了正常的生活和工作。长期失眠也不是办法，小华还担心吃西药治疗失眠会有副作用，于是上网求助，网友给她介绍了穴位点按方法，在家人的帮助下，小华每天进行穴位的点按，点按穴位一周后，小华的睡眠就好了很多。连续治疗一个疗程之后，小华的睡眠有了明显好转，白天精神状态也好了起来，整个人都有了活力。现在小华每天临睡前都会进行自我穴位点按。

"小妙招"——巧用安眠穴

安眠穴是十四经穴之外的奇穴，具有镇静助眠的作用，是治疗失眠的特效穴位。如图所示，该穴位于耳垂后的凹陷与枕骨下的凹陷连线的中点处。当出现夜间难以入睡、睡后易醒、睡眠质量差、夜间多梦等睡眠问题时，可以用双手中指分别按揉两侧安眠穴，每次2分钟，每日多次，睡前应认真按揉数分钟，以达到镇静安神助眠的作用。

"小提示"——调节情志很重要

● 造成失眠的原因有很多，但是当人失眠之后往往都会焦虑不安，焦虑的情绪又会影响睡眠，造成恶性循环。所以失眠的患者要尽量保持乐观的态度，对疾病的治疗要有信心。

● 睡前可以用热水泡脚以舒缓心情、放松身体，忌饮含咖啡因的饮品及茶类，忌饮含酒精的饮品，避免精神刺激。

● 若夜间辗转不能入睡，不能强迫自己去睡，可以起床做些其他事情，待有困意后再尝试入睡。

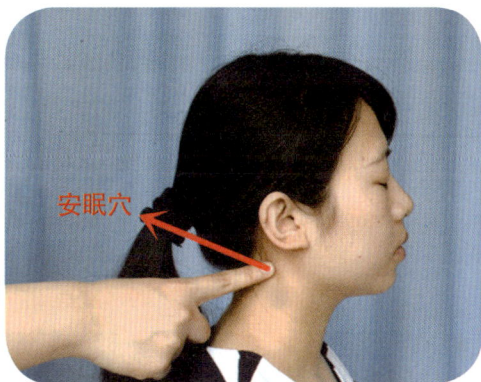

安眠穴

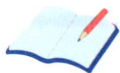

"小案例"——告别嗜睡症

老郑今年 50 岁了，是一名公司职员，高血压病史 9 年，今年开始总是犯困，感觉天天怎么也睡不够，几乎每天的睡眠时间都有延长，连白天也禁不住想睡觉，随时随地坐着都能睡着，家里人也发现老郑的睡眠时间明显延长，每天长达 12 小时，每次将他唤醒后不久又睡，精神不振，反应迟钝，四处的求医问药也没有得到任何疗效。后来去一位老中医那里被诊断为嗜睡症。老郑妻子听人介绍中医点按穴位可以治疗，于是便带着老郑到针灸科就诊。由于工作时间的关系，老郑无法每天去就诊，医生便嘱咐他妻子试着每天给老郑点按百会穴 3 次，3 周后，老郑的嗜睡症得到了明显的改善。

"小妙招"——你不知道的百会穴

嗜睡症是指患者抱怨过度思睡至少 1 个月，几乎每天的睡眠时间都延长，连白天也禁不住想睡觉，而这样的情况并不是因为前一天晚上没睡好，或睡眠不足所造成，也不是因为使用药物或身体状况不佳所导致，这时可以初步诊断为嗜睡症。百会穴是督脉与手足三阳经的交会穴，是治疗嗜睡症的有效穴之一。百会穴位于头顶正中线与两耳尖连线的交叉处，穴居巅顶，与脑密切联系，是调节大脑功能的要穴。百脉之会，贯达全身。头为诸阳之会，百脉之宗，而百会穴则为各经脉气的汇聚之处。此穴性属

"小提示"——饮食很重要

● 增加蛋白质的摄入，如适当增加鱼类、鸡蛋、牛奶、豆制品、猪肝、鸡肉、花生等富含蛋白质的食物。

● 多食新鲜的水果蔬菜，"当春之时，食味宜减酸益甘，以养脾气"（《摄生消息论》）。所以春天来临要注意多食碱性食物，中和体内酸性产物，消除疲劳。不可多食寒凉、油腻、黏滞的食品，更不可过多饮酒。

● 最好每天多吃些新鲜蔬菜和水果。蔬菜中含碱量较多，多吃蔬菜水果对改善嗜睡非常有帮助。

● 补充维生素，如维生素 C 有制造细胞间粘连物质的作用，对人体细胞的修补和增长很有帮助；B 族维生素有防止神经系统功能紊乱、消除精神紧张的作用。

阳，又于阳中寓阴，故能通达阴阳脉络，连贯周身经穴。点按百会穴可使阳气旺盛，有清脑醒神之效。故治疗嗜睡症，可点按百会穴，每日 3 次，3 周为一个疗程。

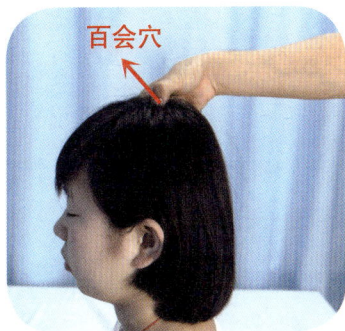

百会穴

9 胃痛

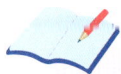

"小案例"——胃痛缠身的小李

小李今年 38 岁，最近一年日渐消瘦。问其原因得知，一年前无明显诱因下出现食欲减退，胃部不适，体重减轻，无恶心、呕吐、腹痛、腹泻，进食后感到肚子发胀不舒服，喜欢暖和，害怕着凉，按着可以减轻疼痛。曾去医院进行胃镜检查，被诊断为萎缩性胃炎。医生建议他每天点按中脘穴 3 次，每次 10 ～ 20 分钟，10 天为一个疗程，半个月后小李的气色好多了，自己也感觉胃痛得到了明显的改善。

"小妙招"——巧用中脘穴

胃痛是指由于脾胃受损、气血不调所引起的胃脘部疼痛的病证，又称胃脘痛。历代文献中所称的"心痛""心下痛"，多指胃痛。相当于西医的慢性浅表性胃炎、胆汁反流性胃炎和萎缩性胃炎等。治疗胃痛可以选取中脘穴。中脘穴，属奇经八脉之任脉，是治疗胃痛的有效穴之一。中脘穴位于人体的上腹部，前正中线上，具体定位方法如下：胸骨下端和肚脐连接线中点即为此穴。中脘穴又为胃之募、腑之会，可用治一切腑病，尤以胃的疾患为先，有疏利中焦气机、补中气之功。胃痛时，可以每天点按中脘穴 3 次，每次 10 ～ 20 分钟，10 天为一个疗程。

"小提示"——生活规律很重要

● 患者应保持规律的生活习惯和良好的精神状态，保持环境舒适安静，劳逸结合，避免过度劳累，注意防寒保暖，消除引发疼痛的因素。

● 建议胃痛康复期患者要选择适合自身的体育锻炼健身，循序渐进，持之以恒，旨在通利经脉，调和气血，以达到防治胃病的目的。

● 患者多学习了解一些生活中的小常识。如脾胃虚寒：可自行膏药贴敷、炒盐热敷胃脘部，以温中祛寒止痛。

● 偶因情绪因素导致胃痛的患者，要自我进行心理疏导，经常保持乐观情绪，增强对治疗的信心。

● 胃痛患者应选择多吃清淡、营养且易于消化的食物，勿过冷过热，忌暴饮暴食或饥饱不均，克服偏食，戒酒戒烟。

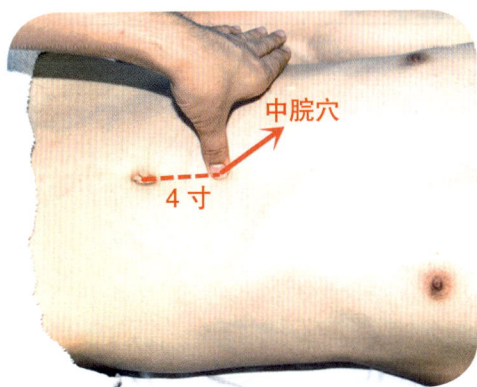

中脘穴

4寸

10 高血压

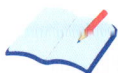

"小案例"——高血压怎么办?

张大爷今年 68 岁,平素总爱吸烟,每天要一包左右,还喜欢和朋友喝酒,每天都是醉醺醺地回家,儿子女儿劝了好多次,告诉他不能总是吸烟喝酒,这样对身体不好,每次张大爷都是表面答应,但实际上却从没戒掉。久而久之,他感觉身体大不如从前了。最近,他总感觉头痛、眩晕,甚至站立时都会头晕,手脚也不如以前灵活了,而且睡眠质量也下降了。张大爷的子女得知后,给张大爷买了好多药,但效果并不明显。后经朋友介绍,子女们带张大爷去了当地的中医院就诊。医生了解病情后,确诊为高血压,医生在张大爷的后项部点按一个穴位——风池穴,不一会儿,张大爷就感觉头痛、头晕的症状缓解了好多,连续治疗 3 周,张大爷的症状明显缓解,也把吸烟、喝酒的坏习惯戒掉了。

"小妙招"——巧用风池穴

高血压是西医学疾病中的常见病之一,可见于任何年龄段的人群,其中尤以老年人最多见。高血压主要表现为头痛、眩晕、耳鸣、心悸气短、失眠、肢体麻木等症状。风池穴是治疗高血压的特效穴,风池穴位于后项部,当枕骨之下,与风府相平,胸锁乳突肌与斜方肌上端之间的凹陷处。取穴方法:定位此穴时让患者采用正坐或俯卧、俯伏姿势,以方便准确取穴并顺利实施相应的点按手法。风池穴位于后项部,后头骨下,两条大筋外缘

"小提示"——生活习惯很重要

● 平时要注意饮食，要以清淡为主，少吃辛辣油腻的食物。

● 一定要戒烟戒酒，因为烟和酒都是引起高血压的危险因素。

● 要多进行身体锻炼，保持心情愉快。

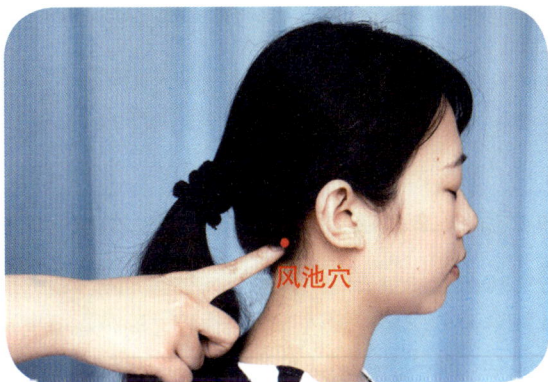

风池穴

陷窝中，相当于耳垂平齐。该穴祛风解表，清头明目，通脑活络。适用于颈项强痛、头痛眩晕、失眠健忘、高血压等病症，是高血压病的常用穴。每次点按风池穴 20 ~ 30 分钟，以能耐受为度，每天 1 次，3 周为一个疗程即可好转。

"小案例"——呃逆不是病

呃逆即打嗝，指气从胃中上逆，喉间频频作声，声音急而短促。呃逆是一个生理上常见的现象，由横膈膜痉挛收缩引起的。邻居李大爷胃肠功能一向不好，周日去公园散步回来就呃逆不止，深呼吸、喝热水等办法都不见效，他孙子的女朋友是中医药大学的研究生，正好来家里看望老人，诊断是呃逆之后，取双侧攒竹穴为老人点按，几分钟之后老人的呃逆就停止了。

"小妙招"——巧用攒竹穴

中医认为呃逆的产生主要是由胃气上逆、寒气蕴蓄、燥热内盛、气机不畅、气郁痰阻、正气亏损引起。攒竹穴属鼻针中的胸穴，中医学认为肺居胸中主气，主宣发肃降，对维持人体气机的升降出入起着重要作用。膈位于胸、腹腔之间，胃气上逆引起膈肌痉挛，必然导致气机的失降失调。攒竹穴具有调节气机升降出入、降逆止呃之功效。用双手拇指尖分别点按在患者两侧攒竹穴上，然后由轻到重向后上方用力，持续指按 1～2 分钟，用力以患者能够忍受为度。此法无论对各种原因所致之呃逆均有立竿见影之效。但呃逆只是某些疾病过程中的一个症状，因此，在用本法止住后有必要寻因根治。本疗法见效快、疗效可靠，经得起重复使用，无副作用，患者乐于接受，简便易学，值得推广。

"小提示"——疏肝健脾很重要

● 宜多吃疏肝、健脾和胃的食物，多吃含有维生素的蔬菜和水果。

● 注意情志的调控，忌发怒。

● 平时不要暴饮暴食，不要食用寒凉之品。

● 如果持续不停地打嗝，就可能是胃、膈、心脏、肝脏疾病或肿瘤的症状，应及时去医院进行诊治。

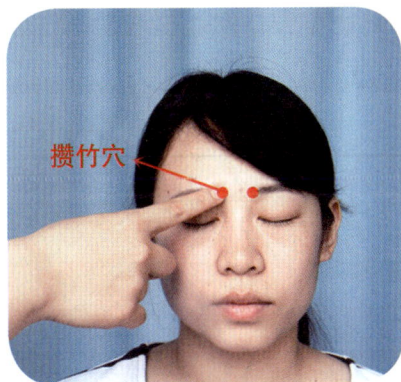

攒竹穴

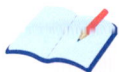

"小案例"——高速路上的小李

小李是一名药物营销人员，平时工作很繁忙，经常出差，有时还要喝酒应酬，日子久了身体也越来越不如从前了，这不，刚刚连喝了几顿酒，又匆匆踏上了征程，坐在高速路的长途客车上，小李只觉得昏沉沉的，忽然司机一个急刹车，小李顿时感觉胃里翻江倒海，一下子胃里的东西就涌了上来，吓得小李赶紧捂住嘴，洁白的衬衫袖口顿时染满了污渍，小李顿时感觉尴尬异常，立马清理了衣服上的污物，可是却怎么也止不住恶心欲呕的感觉，同行的小王恰巧是针灸推拿专业毕业的，见此情况马上抓住小李的胳膊，进行了内关穴的掐按，一会儿工夫小李就舒服了很多，总算坚持到了目的地，下车后小李对小王感激不已，坚持要请小王吃大餐，不过小王拒绝了小李的好意，因为呕吐过后脾胃受伤不能进食油腻刺激性食物，结果两个人找了家粥铺安慰了一下受伤的胃肠，从此以后小李再也不敢酒醉后坐长途车了。

"小妙招"——呕吐快来掐内关

呕吐是由于食管、胃或肠道呈逆蠕动，并伴有腹肌强力地痉挛性收缩，迫使食管或胃内容物从口、鼻腔涌出的一个症状。中医认为呕吐是胃气上逆所致。内关穴位于人体的前臂掌侧，从近手腕之横皱纹的中央往上约三指宽的中央。有宁心安神、和胃降逆、理气镇痛的功效。因此在有恶心呕吐的感觉时，及时掐按内关穴可以有效地缓解症状。

"小提示"——明确病因是关键

● 呕吐的患者一定要查明病因，因为引起呕吐的原因多种多样，颈椎病、胃肠感冒、肠胃炎、晕车、醉酒、妊娠等都能引起呕吐，所以不能单纯以止呕为目的，一定要查明病因，积极治疗原发病。

● 呕吐后不要吃辛辣油腻刺激的食物，一定要清淡饮食，保养肠胃。

● 呕吐的患者大部分都有胃病，所以日常也要注意胃肠的调理，饮食起居都要注意，还有情绪的控制也很重要。

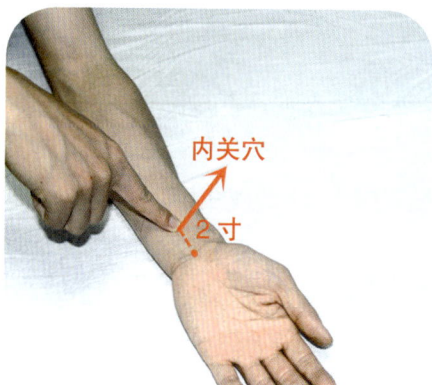

内关穴

2寸

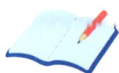

"小案例"——丽丽的烦恼

丽丽是一名高三学生，临近高考，时间非常紧张，妈妈每天换着样地给她做好吃的，可是最近丽丽什么都吃不下，烦恼异常。因为丽丽最近便秘，好几天不上厕所，没有胃口吃东西啊！这把妈妈愁坏了，想来想去她决定求助于初中的好朋友王医生。王医生告诉她，孩子是因为饮食过于油腻，而且临近高考，比较上火，便秘很正常。王医生又告诉丽丽妈妈近期不要吃大鱼大肉，做些清淡有营养的，让孩子多喝水，尽量多运动，再做一下穴位的点按就好了。丽丽妈妈马上照做，一周之后丽丽胃口又和以前一样好了，可以安心备战高考了。

"小妙招"——天枢穴、支沟通肠道

天枢穴，出自《灵枢》，属足阳明胃经。仰卧，人体中腹部，距脐中 2 寸，大约肚脐向左右各三指宽处，即为天枢穴。经临床摸索发现，天枢穴有其特殊的作用，因本穴与胃肠道联系紧密，对调节肠道有明显的双向性疗效，既能通便，又能止泻。支沟穴，手少阳三焦经腧穴，在前臂手背侧，当腕部与肘尖的连线上，腕背横纹上 3 寸，也就是腕部上大约一个手掌的宽度，在尺骨与桡骨之间的位置，善治便秘。天枢穴和支沟穴相配可以巧治便秘。用拇指点按天枢穴和支沟穴，以有酸胀感为宜，约 1 分钟。连续治疗 1 周即可起效。

"小提示"——粗粮蔬果防便秘

● 饮食不要过于精细，要适当食用粗粮、高纤维的蔬菜水果，这些食物都有助于缓解便秘。

● 慢性便秘患者平时可以按摩脐周，仰卧于床上，双腿自然伸直，将右手掌心重叠在左手背上，左手掌心放于肚脐旁，适当用力，绕肚脐做顺时针按摩 30 ~ 50 次，坚持早晚各按摩 1 次。

● 保持心情舒畅，饮食起居要有规律，早上 5 ~ 7 点是大肠经当令的时候，一定要养成早起定时排便的习惯。坚持晨起空腹饮一杯淡盐水或蜂蜜水，白天也要多喝水，有助于排毒、润肠通便。

● 加强体育锻炼，多活动有助于促进排便。

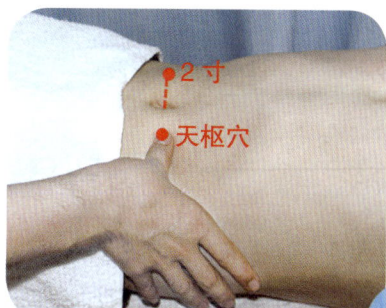

2 寸
天枢穴

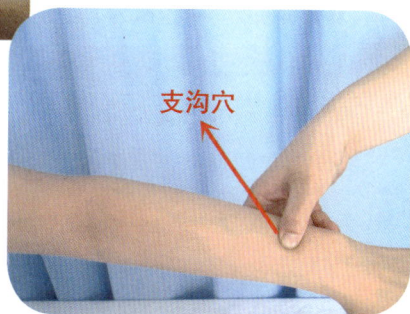

支沟穴

14 腹胀

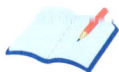

"小案例"——上课揉肚子的小明

小明今年七岁，上小学一年级，周日下起了大雪，妈妈还是坚持送小明去上书法课，并给小明带了从冰箱里拿出来的牛奶，下课妈妈来接小明的时候老师特意把她叫到一边，告诉她小明今天上课一直不太专心，总是捂着自己的小肚子，说自己的肚子胀胀的不太舒服，老师让妈妈赶快领小明去看看。妈妈慌了，马上打车去了中医院，医生询问了小明的病情，又做了检查，告诉妈妈，小明没什么大事，天凉小明穿得有点少，早上又喝了凉牛奶，导致了腹胀，去小儿推拿做做按摩就好了。妈妈马上带着小明去了小儿推拿科，几分钟的工夫小明就排气了，脸上也露出了笑容，小肚子也不胀了，整个人都活泼了起来。小明的妈妈在边上看着也学会了，以后小明再腹胀也不怕了。

"小妙招"——点按公孙加摩腹

公孙穴，为足太阴脾经的络穴，也是八脉交会穴之一，通于冲脉。足太阴脾经入腹，属脾络胃。因此公孙穴具有通调脾、胃、肠的功能。中医认为，脾主运化，输布水谷精微物质，升清降浊；胃肠主受纳、腐熟水谷和传导化物。因此，刺激公孙穴有健脾和胃，理气止痛，消食导滞，利湿止泻的作用，临床上常用于治疗急慢性胃炎、消化道溃疡、急慢性肠炎、神经性呕吐、消化不良等消化系统的病症。临床研究表明，刺激公孙穴可以促进胃肠道蠕动。

"小提示"——要让胃肠动起来

● 适当进行体育锻炼。每天坚持一小时左右的适量运动，不仅有助于克服不良情绪，还可帮助消化系统维持正常的功能。

● 少食易在肠胃部产生气体的食物，如土豆、红薯、萝卜等，都易在肠胃部产生气体，最后导致腹胀。

● 不吃难消化的食物，不暴饮暴食，因为如果在肠胃里滞留的时间较长，可能产生较多气体引发腹胀。养成良好的进食习惯，不要狼吞虎咽地进食，因为进食太快或边走边吃容易吞进不少空气，常用吸管喝饮料也会让大量空气潜入胃部而引起腹胀。

● 慢性便秘的患者平时可以自我按摩脐周，仰卧于床上，双腿自然伸直，将右手掌心重叠在左手背上，左手掌心放于肚脐旁，适当用力，绕肚脐做顺时针圆形按摩 30～50 次，坚持早晚各按摩 1 次。

● 保持心情舒畅，饮食起居要有规律，早上五点到七点是大肠经当令的时候，一定要养成早起定时排便的习惯。

● 加强体育锻炼，多活动有助于促进排便。

● 坚持晨起空腹饮一杯淡盐水或蜂蜜水，白天也要多喝水，有助于排毒、润肠通便。

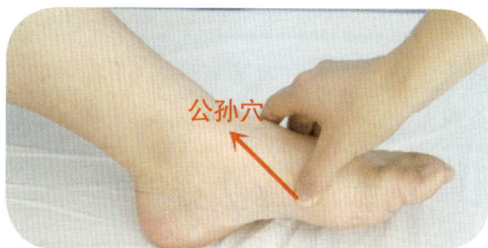
公孙穴

15 腹泻

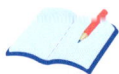

"小案例"——差点耽误人生大事的小李

小李是一名大四的学生，最近半年由于临近考研每天都很辛苦，早出晚归，吃饭经常是随便对付一口，有时就电话叫外卖，第二天就是研究生考试了，小李总觉得自己复习得还不够充分，看完考场就把自己关在宿舍里学习，七点多的时候感觉饿了，一看桌子上还有中午剩的饭菜，就边看书边吃了起来，吃完又喝了一杯寝室同学买回来的冰可乐。十点多的时候小李肚子突然疼了起来，竟然拉肚子了，一会儿跑一趟厕所，小李郁闷不已，第二天就要考试了，自己这种状态怎么办啊？宿舍还没有药，无奈的时候想起求助网络，一看才明白原来自己吃的饭菜太凉又不是很新鲜，饭后又喝了冰水，导致急性的胃肠炎，点按穴位就可以治疗，小李立马照着网上说的方法让寝室的同学帮着点穴，半个小时过去了，小李没有再肚子疼，这可把小李乐坏了，第二天早起又让同学按照同样的方法帮他点按，小李就这样顺利参加了研究生的考试。

"小妙招"——天枢、上巨虚上下配穴显奇功

天枢穴，仰卧取穴，在人体中腹部，肚脐旁边，距脐中 2 寸，大约肚脐向左右各三指宽处，即为天枢穴。天枢穴与胃肠道联系紧密，是大肠经的募穴，对调节肠道有明显的双向性疗效，既能通便，又能止泻，是治疗胃肠疾病的重要穴位。上巨虚，属足阳明胃经穴，在小腿前外侧，当犊鼻下 6 寸，距胫骨前缘一

"小提示"——饮食禁忌要记牢

● 腹泻的患者早期尽量禁食，给肠道适当的调整时间，可以禁食 12 小时，以后逐渐进少量流食，如米汤、藕粉，或稀粥、面汤等，慢慢地恢复正常饮食。患病期间严禁进食生冷油腻以及刺激性的食物，慢性腹泻患者平时也要注意尽量少食。

● 腹泻患者不能吃甜食，因糖类易发酵和胀气，会加重腹泻的症状。

● 很多慢性患者着凉就会犯病，所以保暖很重要，尤其是腹部和下肢的保暖。腹泻患者容易引起电解质的紊乱，一定要鼓励患者多饮水。

横指（中指）处，取穴时正坐位或仰卧位，折量膝中至外踝尖为 6 寸，折量出膝下 6 寸所在，距胫骨前缘一横指（中指）即上巨虚穴位所在。上巨虚是大肠的下合穴，《黄帝内经》云："合治内腑"，所以本穴适用于调肠和胃，可以治疗胃肠病证。大肠经的下合穴和大肠经的募穴相配合共奏通调腑气，除湿止泻之功效。

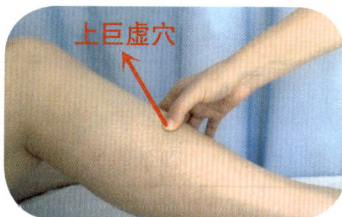

上巨虚穴

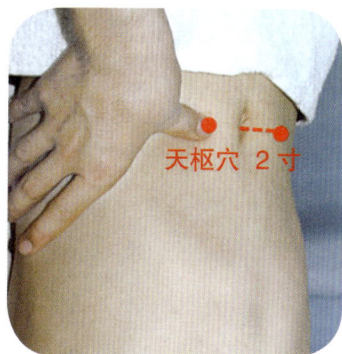

天枢穴 2 寸

16 小便不利

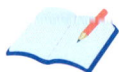

"小案例"——老张的难言之隐

老张年前退休了，本来打算退休后和老伴去环游世界，可是直到 4 月份也没安排好行程，而且每天无精打采的，朋友们都很奇怪，因为老张已经计划很久了，两人的护照都提前办好了，听着朋友关切的问候，老张不禁叹了一口气，无奈地说出了自己的难言之隐。原来老张最近小便不正常了，想尿尿不出来，小腹坠胀难耐，每天憋得慌，不想尿的时候又一滴一滴地出，把老张折磨得什么精神都没有了，又不好意思和别人说，自己偷偷买了些治疗前列腺炎的药，结果反倒越来越严重了，说到这老张又禁不住叹了口气。朋友老王听了后笑了，原来他去年也得了这个病，找中医院的朋友给治好了，现在每天还坚持点按局部穴位。老张犹如抓住了救命稻草，马上向老王取经。两个月后老张和老伴就开始了两人的环球之旅。

"小妙招"——偏历穴的妙用

偏历穴为手阳明经络穴，屈肘，在阳溪与曲池的连线上，腕横纹上 3 寸处即是本穴；或两手虎口垂直交叉，当中指端落于前臂背面，所指处有一凹陷，即为此穴。偏历穴可清泻阳明、通调水道，肺为水之上源，偏历既可借宣散肺气、通调水道下输膀胱而利小便；又可宣泄阳明经气，加强发汗以祛除水湿，达宣上利下之功而解小便不利、水肿之苦。古代文献关于偏历治疗小便不利的记载甚多。《古今医统大全》《针灸聚英》等都指出偏历

"小提示"——饮食禁忌要记牢

● 建议多吃清热生津、养阴润肺的食物，如百合、糯米、蜂蜜、花生、鲜山药、白木耳、梨、红枣、莲子、甘蔗等清补柔润之品。

● 天气寒冷时应该注意防寒保暖。预防感冒和上呼吸道感染的发生，不要久坐在凉石头上，因为寒冷可以加重症状，受凉时极易引起交感神经兴奋，导致腺体收缩，使尿道内压增加，影响排尿，而排尿困难，又会对前列腺产生不良的影响，恶性循环可使前列腺发生病变。

● 尽量少吸烟，香烟中的烟碱、焦油、亚硝胺类、一氧化碳等有毒物质，不但可以直接毒害前列腺组织，而且还能干扰支配血管的神经功能。

● 内裤要宽松，不要挤压膀胱和前列腺，避免久坐。

"利小便"；《扁鹊神应针灸玉龙经》《针灸六集》等也说偏历治"小便不利"。小便不利的患者可以经常用拇指指腹揉按偏历数次，每次 1 ~ 3 分钟，感觉局部酸胀为宜。

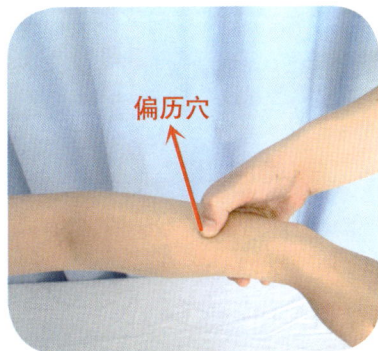

偏历穴

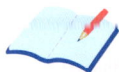

"小案例"——白领族的痛苦

佳佳是某公司的室内设计人员，每天都需要早8点到晚5点地坐在电脑旁工作。她已经从事设计工作6年余，从一个小职员升为主管，她的努力大家都是有目共睹的，外表风光的她，却一直忍着腰痛的折磨，没有请过一天假，一直在坚持工作。谁知道如此坚强的人也有被病魔打败的时候，她实在有些挺不住了，她每天都非常痛苦，但一直也没有找到简便快捷的方法，一度想过辞掉这份来之不易的工作。后来一个偶然的机会，她遇到了做中医的本科同学，老同学说要帮她做治疗，并且短时间就能让她恢复正常。过了半个月的时间，佳佳的症状就基本消失，又高兴地回去奋斗她的事业了。

"小妙招"——巧用腰部夹脊穴

腰部夹脊穴在背腰部，当第1腰椎到第5腰椎棘突下两侧，后正中线旁开0.5寸，一侧5个穴位，一共10个穴位。用肘推法作用在这10个穴位上进行单方向地直线推动。每次治疗30分钟左右，力度要以患者感知有酸胀感为宜，其目的为缓解腰部气血瘀滞的症状，舒筋活络，持续治疗半个月的时间为宜，也可以用肘部点按这些穴位，力度由轻到重，以局部有酸胀感为宜。

"小提示"——日常护理要注意

● 不要睡过软的床铺，最好睡硬板床，因为睡硬板床可以减少椎间盘承受的压力。

● 注意腰间和下肢部的保暖，不要贪食生冷之物，不要涉水受寒。不要吹冷风，尤其不要长时间暴露在空调下腰痛的时候或者在电脑前工作的时候可在腰部戴一个腰围，这样有利于腰椎的恢复。

● 不要做弯腰又用力的动作，如拖地、抬重物等，注意劳动姿势，避免长久弯腰和过度负重，以免加速椎间盘的病变。

● 正确的站或坐的姿势应该是"站如松，坐如钟"，胸部挺起，腰部平直。而且同一个姿势不应保持太久，避免久坐久立，适当进行原地活动或腰背部活动，可以解除腰背肌肉的疲劳。

● 养成良好的生活习惯，防止过度劳累。锻炼时压腿弯腰的幅度不要太大，否则不但达不到预期目的，还会造成椎间盘突出。

● 平时提重物时尽量不要弯腰，应该先蹲下拿到重物，然后慢慢起身，尽量做到腰不弯。

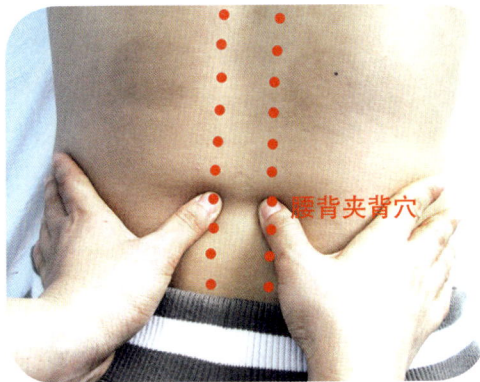

腰背夹背穴

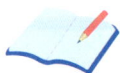

"小案例"——记者的痛苦你怎知

小张是一个女记者，20 多岁，上班才短短三年，长期的伏案工作便落下一个右肩麻木、脖子发硬的毛病，而且经常恶心头疼。虽说工资挣得有点可怜，可大大小小的医院没少跑，X 线片一个没少拍。采访过的一位医生推荐她去了一位朋友那里做了一段穴位点按的治疗，结果出乎大家的意料，多年的疾病一点点地改善啦！她非常感激这位医生朋友，她希望我们写成小案例分享给更多的人看，让更多的人去除病痛。

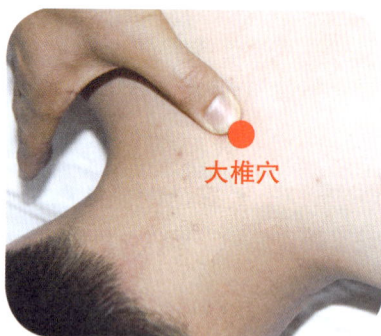

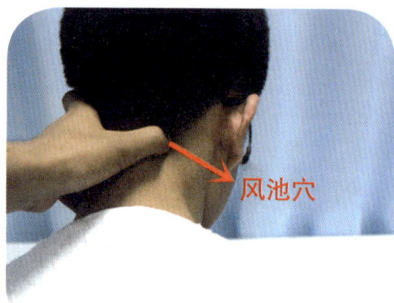

大椎穴

风池穴

"小妙招"——大椎、风池穴颈病必取之

大椎穴位于后正中直上，第 7 颈椎棘突下凹陷中。治疗项强，脊痛。风池穴位于胸锁乳突肌与斜方肌上端之间的凹陷中，平风府穴。治疗颈项强痛。治疗时可于颈部的大椎穴、风池穴附近寻找压痛点、硬结点或肌肉绷紧处，在这些反应点上进行揉

"小提示"——日常保健极为重要

● 选好枕头。枕头要有弹性，枕芯以木棉、中空高弹棉或谷物皮壳为宜。喜欢仰卧的，枕头的高度为 5cm 左右（受压以后的高度）；喜欢侧卧的，高度为 10cm 左右。仰卧位时，枕头的下缘最好垫在肩胛骨的上缘，不能使颈部脱空。

● 颈部注意保暖。很多时候颈椎病的发病都是受寒引起的。颈部受寒冷刺激会使肌肉血管痉挛，加重颈部板滞疼痛。

● 纠正生活中的不良姿势，预防慢性劳损。不要长时间低头伏案工作，颈部应该保持正直，微微地前倾，不要扭转、倾斜，工作时间不要超过 1 小时，休息时可做些颈部运动或按摩。不要把头靠在床头或沙发扶手上看书、看电视，有很多老年性颈椎病患者都是看电视不注意诱发的颈椎病。

● 保护颈部，严防急性头、颈、肩外伤，头颈部跌仆伤、碰击伤及挥鞭伤，一旦发生应及时检查和彻底治疗。颈椎病急性发作时，颈椎要减少活动，尤其要避免快速地转头，必要时用颈托保护。

● 颈椎的锻炼应该慎重，要避免无目的地快速旋转或摇摆，尤其是颈椎病急性期、椎动脉型颈椎病或脊髓型颈椎病。

按、推掐，按推时要有酸胀感为宜。每次治疗 30 分钟，1 个月为一个疗程，两三个疗程就可痊愈。

19 落枕

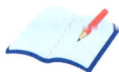

"小案例"——落枕常见表现

李女士，32 岁，六月份出差，在宾馆吹了一夜的空调，又垫着高高的软枕头，早上起来就觉得脖子不舒服，酸痛难受，活动了一阵后感觉症状有所缓解，可是第二天早上脖子干脆动不了了，扭头都不行了，症状比头一天重了很多，转头低头明显受限，咳嗽或深呼吸感觉疼痛，痛连左肩和背部，抬胳膊时疼痛加剧，疼痛以肩上和肩前区明显。李女士赶紧叫来了同行的小周，让小周给她敲打敲打脖子，小周给她捏了一会儿脖子忽然想起来在网上曾经看过一个落枕的治疗方法，马上给李女士使劲点按落枕穴，并让她同时活动颈部，没想到李女士果然舒服了很多。

"小妙招"——巧用落枕穴

如果夜间睡觉时枕头高低、软硬不合适，或者颈部受风寒，均可引起落枕。这虽然不算什么大病，但是发生后脖子酸痛、扭头不方便，严重时穿衣、吃饭、洗脸、梳头都要受到限制，患者十分苦恼。万一发生了落枕，一定要警惕，一般落枕都是颈椎病的先兆，或者已经得了颈椎病，首先要调整枕头的高低和软硬，不要枕过高、过低或过硬的枕头。其次，夜间睡觉时注意脖子的保暖，不能被凉风吹着。另外，用热毛巾或热水袋热敷脖子及后脑勺，每次半小时，每天早晚各 1 次，也有一定效果。将左手或右手中、食、无名指并拢，在肩颈部疼痛处寻找压痛点，由轻到重按揉 5 分钟左右。可左右手交替进行。手背第 2、3 掌骨间，指

"小提示"——日常预防

● 尽量用适合自己的枕头，枕头不要太高也不要太低，注意锻炼，加强身体素质。

● 落枕通常都是耳朵后面的肌肉会疼痛，我们可以找一些绿豆，然后把绿豆放在耳朵凹下去的地方，然后用力往下按，会有点痛，但这样能够帮助我们打通经脉，促进血液循环缓解疼痛。

● 平时没事的时候可以给脖子做做按摩，患者先坐在椅子上，两只手放在耳朵后面，然后从耳朵后面慢慢按摩，从耳朵到脖子再到肩膀进行按摩，可以使血液畅通，还可以祛瘀止痛。

掌关节后5分（约1cm）处有个穴位叫落枕穴，属于经外奇穴，是专治落枕的经验效穴，以拇指或食指点按这里3～5分钟，待有酸胀感觉时再持续点按2～3分钟，可明显缓解落枕的不适。

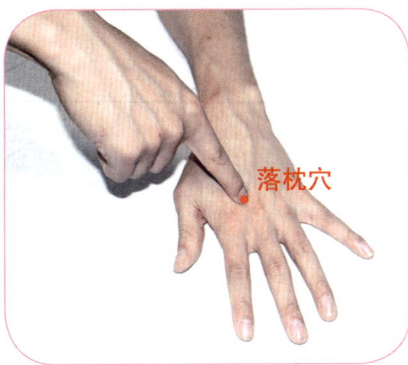

落枕穴

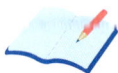

"小案例"——疼痛难忍的周先生

周先生，今年 54 岁，4 个月前感觉右腿痛得厉害，经医院 CT 检查说是腰椎间盘突出引起的坐骨神经痛。由于疼痛难忍，周先生听了医生建议，在家卧床静养，老先生休息了 3 个多月，症状有所减轻。但仍时有疼痛，周先生比较喜欢研究中医，有一天他突然发现治疗坐骨神经痛有一个简单的方法，周先生马上让老伴帮他治疗，几天后疼痛果然缓解了很多。

"小妙招"——承山给你帮帮忙

承山穴属于足太阳膀胱经，位于小腿后面正中，伸小腿时，腿肚的肌肉出现交角处，可通经活络，运化水湿，主治精神系统疾病。因此，时常点按承山穴可以有效地缓解坐骨神经痛。

"小提示"——运动起来

● 蹬自行车。就是仰面躺在床上，双腿抬起做蹬自行车的动作。动作很简单，关键是程度。双腿一定要在能力范围内尽量抬高，蹬的幅度也是在能力内越大越好。以腰部肌肉和大腿肌肉略感酸痛为佳。建议每天3次，每次单腿100次。每次可分几组完成。

● 击鼓。俯卧，双臂放于体侧或高举过头顶，小腿向后折叠，后跟尽量触碰到自己的臀部，两腿交替进行，就像打鼓一样。每天3次，每次单腿100次，可分组完成。

● 摆尾。俯卧，手臂向两侧伸开以保持身体平衡。双小腿并拢抬起，小腿与大腿膝关节处成90°，以腰部为轴，双腿同时左右摆动。注意，两腿一定要并拢，不可分开，摆动的幅度在能力范围内尽量大。每天3次，每次单侧100次。

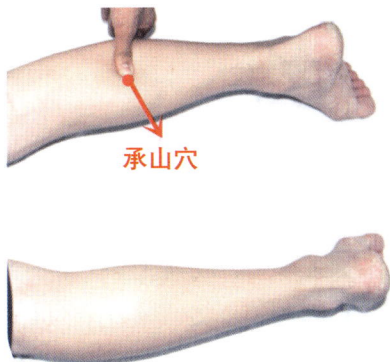

承山穴

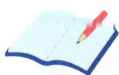

"小案例"——痛经我该拿你怎么办？

邻居小王月经期脸色特别不好看，小腹冷痛，而且那种痛的感觉简直比死还难受，吃不好饭，也睡不好觉，一天都精神恍惚的，到了冬季天气寒冷，疼痛更加厉害，严重影响了工作和生活。为了缓解疼痛，小王每次月经都吃止痛药，但只能暂时止痛，有朋友建议她去看中医，她抱着试试看的态度到中医门诊就诊，医生用点按手法按她小腹部的一个穴位——中极穴，不一会儿，王女士的腹部发热，疼痛缓解，医生告诉她每次来月经前7天治疗，连续治疗三个周期，痛经消失了。小王经过点按疗法轻松摆脱了多年的痛经困扰。

"小妙招"——中极很关键

痛经是困扰女性的常见病症，80%以上的女性，经期及其前后，出现小腹坠胀疼痛或腰部疼痛，甚至痛及腰骶，随月经周期而发，严重者可伴面色苍白，头面冷汗淋漓，恶心呕吐，手足厥冷，甚至昏厥，严重影响工作、学习和生活。中极穴是治疗宫寒引起痛经的特效穴，中极穴位于下腹部，前正中线上，当肚脐下4寸。如图所示，从脐与耻骨连线五等分，由下向上1/5处，就是中极穴。因任脉主胞宫，起于中极之下，点按中极穴能够起到培元固精、理血暖宫的作用，故可治疗调理月经等生殖系统疾病。点按中极穴20～30分钟，以不能耐受为度，每次月经前7天开始，月经来了停止手法，连续治疗三个月经周期。

"小提示"——经期调理很重要

● 保持环境整洁舒适，注意保暖、避免寒冷刺激，腹痛剧烈时卧床休息。居室温度稍高，湿度以 50% ～ 60% 为宜。

● 不宜吃生冷、酸辣食物，多饮开水，保持大便通畅，减少盆腔充血。

● 喝茶饮也有助改善，红枣桂圆饮适合宫寒的女性，可以在经前、经行时当作日常茶饮，对缓解经痛有帮助，做法：5 颗红枣、2 颗桂圆肉，放到锅里，再倒入 500ml 的清水，接着用大火煮滚后转小火熬煮 15 分钟熄火，等温热后即可饮用，可适当放入红糖。

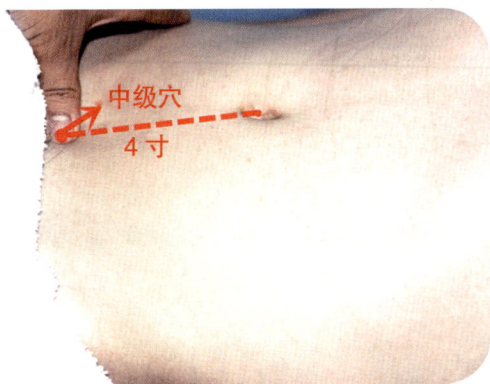

中级穴
4 寸

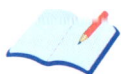

"小案例"——饱受闭经困扰的陈女士

陈女士今年 31 岁，5 年前生了二胎。在闭经之前的四个月，月经便越发地少而稀。陈女士平日里月经规律，13 岁初潮，周期 30 天，经期 5 天，量中等，无痛经。一年前在无明显诱因的情况下，出现月经周期延长至 50～60 天不等的情况，经量与之前相比稍减少，经期 5～7 天，无痛经。在这期间她也去看过西医，间断口服药物治疗，吃药时挺好，停药月经就减少。最后一次月经是在 2013 年 12 月，经量适中，经期 5 天，从那以后便再没有来潮。最近这一年来陈女士的体重增长近 10kg，饮食也减少了，没有腹痛腹胀、心悸手抖、多汗等症状。去西医妇科做检查也没有查出具体是什么原因。后来她的朋友推荐她进行中医点按穴位的疗法，医生在对陈女士做了初步的检查后，采用手指点按关元、气海、三阴交三个穴位，治疗半小时，调理 2 个月后月经复来，半年后月经正常。

"小妙招"——关元、气海、三阴交的神奇之处

闭经分为原发性闭经和继发性闭经两种，原发性闭经是指年龄大于 14 岁，第二性征未发育，或者年龄大于 16 岁，第二性征已发育，月经还未来潮。继发性闭经是指正常月经周期建立后，月经停止 6 个月以上，或按自身原有月经周期停止 3 个周期以上。气海和关元穴在人体下腹部就像一对好姐妹，共同保护着我们的生殖系统。下腹部是女性子宫、男性精囊的藏身之处，都

"小提示"——闭经的护理

● 注意保持外阴部清洁，防止泌尿生殖道发生炎性感染。

● 定期进行妇科检查。

● 适当控制饮食，多吃蔬菜、水果和含动物蛋白、钙、铁的食物，少吃含有较多胆固醇类动物内脏及辛辣刺激性食物。

● 注意控制自己的情绪，生活要有规律。

● 要提高自己的健康水平，多参加体育锻炼。

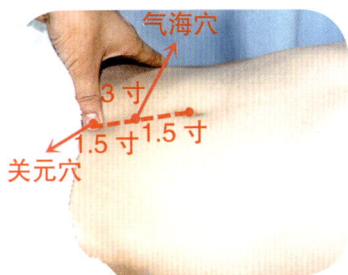

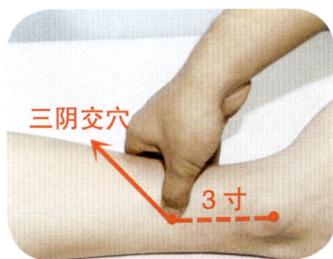

是极其重要的部位。刺激该穴时要求我们和呼吸结合起来，先排空大小便换上宽松的衣服放松腹部。然后用手抵住气海徐徐用力下压同时深吸一口气缓缓吐出，6秒钟之后再恢复自然呼吸，如此不断地重复可以很好地填精补肾让人每天都有饱满的精力。人体的任脉、督脉、冲脉这三条经脉的经气都同起于胞宫（子宫和卵巢）。其中，任脉主管人体全身之血，督脉主管人体全身之气，冲脉是所有经脉的主管。用力按揉两侧的三阴交穴各15分钟左右，能保养子宫和卵巢，促进任脉、督脉、冲脉的畅通。

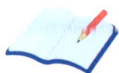

"小案例"——虚弱的小李

小李今年 21 岁，是一名在读大学生，本是青春年少的花样季节，可是小李却没有这个年龄段女孩子的红润面容，一张小脸苍白晦暗，经常头晕，食欲不振。去看中医时，她说自己月经淋漓不尽 3 年多了，每次都是量少色暗，只用卫生护垫即可。曾接受过妇科常规检查，并没有发现什么症状。这期间也用过一些方法治疗，但是都没有什么作用。正上火的时候听了电视上关于崩漏治疗的讲座。小李马上照着讲座的说法点按自己的子宫穴和隐白穴，经治疗 1 周后，小李的头晕、食欲不振较前好转，经血逐渐变淡，半个月后，小李的月经终于停止了。现在小李面色红润，整个人都变得比以前更加开朗了。

"小妙招"——子宫穴和隐白穴的"秘密"

崩漏，是指月经的周期、经期、经量发生严重失常的病证，其中发病急骤，暴下如注，大量出血者为"崩"；病势缓，出血量少，淋漓不绝者为"漏"。可发生在月经初潮后至绝经的任何年龄，足以影响生育，危害健康。崩漏相当于西医的无排卵性功能性子宫出血。子宫穴为奇穴之一，出自《针灸大全》，定位在下腹部，当脐中下 4 寸，中极旁开 3 寸。刺激子宫穴是直接针对女性生殖器的调理手法，疗效显著，具有活血化瘀、理气止痛的作用。隐白穴，是足太阴脾经的井穴，位于足大趾内侧，趾甲角

"小提示"——崩漏的预防

● 注意身体保健。要增加营养，多吃含蛋白质丰富的食物以及蔬菜和水果。在生活上劳逸结合，不参加重体力劳动和剧烈运动，睡眠要充足，精神愉快。

● 恢复卵巢功能，调节月经周期。一般连续服用己烯雌酚等药物，每天 0.5 ~ 1g，连用 20 天，用药最后 5 天增加注射黄体酮每天 20mg。一般青春期功能性子宫出血，随着年龄的增长和合理治疗，可很快痊愈。对于有排卵性功能性子宫出血，在排卵前期注射绒毛膜促性腺激素，可望调节月经周期。

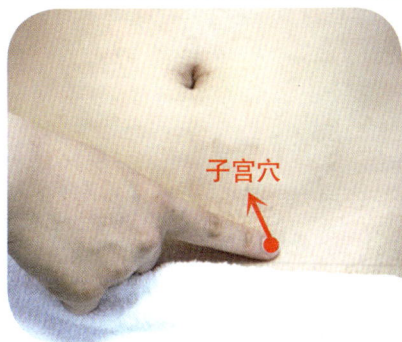

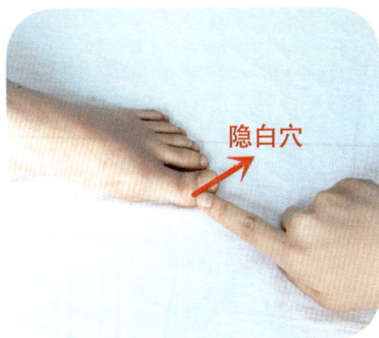

旁开 0.1 寸。通过刺激隐白穴可以温阳补气、补中益气，故手指点按隐白穴可大益脾气，升举下陷之阳，温散沉疴之寒湿，使脾阳得升，中阳得运，而行其统血之功，使崩漏得愈。

24 盆腔炎

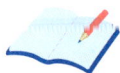

"小案例"——张小姐的盆腔炎

家在二道的张小姐这两年每当月经来临，就备受疼痛困扰，心情非常烦躁，睡眠不好，而且觉得下腹隐痛、下坠，腰骶部酸痛。如果稍微累一点儿，或者站得时间长一点，这些症状就加重，总感觉经期特别没有精神。但是经期过去，这些不适症状就会消失，除了在经期买止痛药应付外，她也没有去医院检查。前段时间，在庆祝她21岁生日时，家人送她一份"体检套餐"作为礼物。检查后，张小姐才知道折磨她3年之久的痛经，竟然是慢性盆腔炎的报警信号。张小姐来中医门诊进行调理，通过医生点按八髎穴的治疗，症状减轻，逐渐痊愈。现在她经常向朋友推荐点穴疗法，所谓久病成良医，她也学会了点穴的手法，好几个闺蜜的盆腔炎都被她给治好了。

"小妙招"——妙用八髎穴

盆腔炎即盆腔炎症，是指女性盆腔生殖器官、子宫周围的结缔组织及盆腔腹膜的炎症。慢性盆腔炎症往往是急性期治疗不彻底迁延而来，其发病时间长，病情较顽固。细菌逆行感染，通过子宫、输卵管而到达盆腔。女性生殖系统有自然的防御功能，在正常情况下，能抵御细菌的入侵，但是当机体的抵抗力下降，或由于其他原因使女性的自然防御功能遭到破坏时，就会导致盆腔炎的发生。八髎就是八个穴位：上髎、次髎、中髎、下髎各一对，所以叫"八髎"。这是一个区域，也就是盆腔所在之处，邻近胞宫。在八髎区域进行手法的点按，正是从外而内调理胞宫。冲

"小提示"——如何预防盆腔炎

● 妇科检查、分娩、流产、人工流产时，要注意清洁卫生，用具和器械要严格消毒，防止感染。

● 要注意性生活的卫生，夫妻双方均应清洗外阴，防止将病菌、霉菌、滴虫等病原体带入阴道，进而引起盆腔炎。经期和产后 60 天内，严禁性生活。

● 平时要经常清洗外阴，勤换内裤，经常保持外阴的卫生。同时要加强营养，注意休息，调节情志，适当运动，增强体质和抗病能力。

● 治疗的同时要解除自己的思想顾虑，增强治疗的信心，并且要增强体质，锻炼身体，合理膳食，养成良好的生活习惯，注意劳逸结合，提高机体抵抗力。

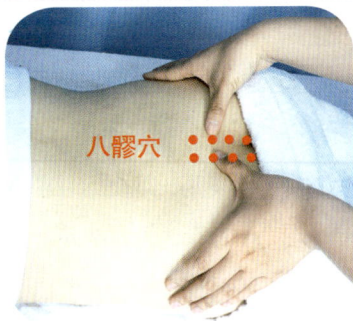

八髎穴

脉、任脉和督脉也都起于胞宫。督脉主一身阳气，任脉主一身之血，冲脉则为经脉之海，五脏六腑都要靠他们支配，所以，八髎乃支配盆腔内脏器官的神经血管会聚之处，是调节人一身气血的总开关，务必畅达无阻。

25 产后腹痛

"小案例"——产后腹痛的王女士

　　王女士在生产后的半个月里一直持续腹痛，导致其精神高度紧张，泌乳困难。她的家人新请了一个月嫂，没想到这个月嫂竟然还知道穴位，会一些简单的穴位治疗，以前她就给别的产妇进行过宫缩痛的治疗，家里人赶紧请她给王女士进行了穴位的点按，月嫂给王女士用手法点按了子宫穴，腹痛果然有所缓解。治疗一个月后，王女士身体便恢复了正常，泌乳也正常了。

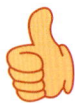

"小妙招"——妙用子宫穴

　　妈妈们分娩以后出现小腹疼痛的症状，在医学上被称为"产后腹痛"，子宫收缩、受寒、情绪不佳、缺少运动都能导致小腹的疼痛。子宫穴为腧穴中的奇穴之一，出自《针灸大全》。原说在"中极两旁各二寸"，今据《针灸大成》定位在下腹部，当脐中下4寸，中极旁开3寸。用双手中指指腹按揉并做环状运动，每次30分钟，每日2次。按摩子宫穴的功效：调经理气、升提下陷。

"小提示"——产后护理很重要

● 不要走太多的路，不要搬重物。持重物会导致腹部用力，很容易引起宫缩。

● 疲倦时躺下休息，保持安静，会很有效。

● 不要积存压力。精神疲劳和身体疲劳一样会导致各种问题的发生，压力积攒后也容易出现腹部变硬，最好能做到身心放松。

● 防止着凉。如果空调使下肢和腰部过于寒冷，也容易引起宫缩。可以穿上袜子，盖上毯子，防止着凉也很重要。

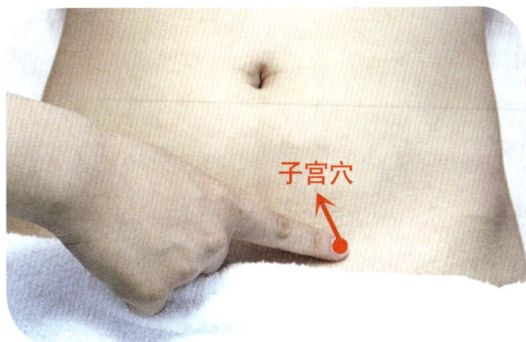

子宫穴

26 子宫脱垂

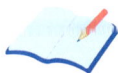

"小案例"——陈女士的子宫脱垂

陈女士今年 36 岁，阴中有物脱出长达 1 年多了。她平时要做很多农活，很少有时间休息。在 1 年前，她怀孕三个月后不幸流产了，产后恶露淋漓，持续几个月，在这之后她又开始了往常的劳作。后来她自己觉得阴中有物脱出，只要一干活就会加剧，小腹下坠，带下淋漓不断，色淡质稀，瘙痒作痛，行走不便。B 超检查示子宫大小、形态正常。有个朋友生产后得过这个病经点穴治疗好转，所以建议她也进行点穴治疗。第一次通过点按手法，半个小时后陈女士便觉得阴道有紧缩感，治疗两个月以后，症状逐渐减轻。

"小妙招"——百会穴的应用

子宫从正常位置沿阴道下降，宫颈外口达坐骨棘水平以下，甚至子宫全部脱出于阴道口以外，称为子宫脱垂，子宫脱垂常合并有阴道前壁和后壁膨出。患者自觉腹部下坠，腰酸，走路及下蹲时更明显，严重时脱出的块物不能还纳，影响行动。百会穴位于头顶正中心，以两边耳尖连线与鼻尖到后颈直线的交叉点。中医认为，子宫下垂多属中气下陷、清阳不升所致，头为诸阳之会，清阳之腑，六腑清阳之气皆聚于此。故取督脉之巅顶百会穴的强刺激，使阳气上升、浊气下降，从而达到治疗目的。

"小提示"——保护胞宫

● 护理子宫脱垂要注意卧床休息，睡时宜垫高臀部或脚部，抬高大约两块砖的高度。

● 产后不过早下床活动，特别不能过早地参加重体力劳动。

● 子宫脱垂的护理要避免长期站立或下蹲、屏气等增加腹压的动作。

● 保持大小便的通畅。

● 及时治疗慢性气管炎、腹泻等增加腹压的疾病。

● 哺乳期不应超过两年，以免子宫及其支持组织萎缩。

● 适当进行身体锻炼，提高身体素质。

● 在护理期间要增加营养，多食有补气、补肾作用的食品，如鸡、山药、扁豆、莲子、芡实、泥鳅、淡菜、韭菜、大枣等。

● 节制房事。

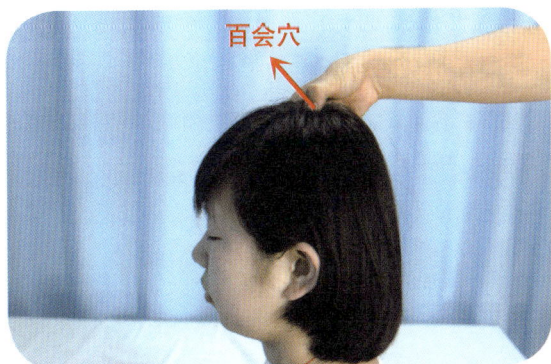

百会穴

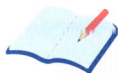

"小案例"——刘小姐的困扰

小刘今年 28 岁，结婚 4 年，曾经有过两次流产史。最近 1 年来经常痛经，并且感觉在性生活时胀痛不适，在月经干净 3 天时，去西医院就诊，诊断为子宫内膜异位症。给予外用药物结合口服治疗，小刘的症状并没有消失，并且每次来月经时腹部越来越痛，因为工作关系没有时间每天去医院治疗，遂求助于中医朋友，朋友建议她每天自己点按归来、气冲两穴，每次治疗半小时，治疗一个多月后症状果然减轻。

"小妙招"——归来、气冲的应用

正常情况下，子宫内膜覆盖于子宫体腔面，如因某种因素，使子宫内膜在身体其他部位生长，即可成为子宫内膜异位症。本病多发生在 30～40 岁的妇女，主诉为继发性、渐进性严重痛经，应高度怀疑为子宫内膜异位症，患者常伴有不孕，月经过多及性感不快，妇科检查时子宫略胀大，子宫骶韧带或子宫颈后壁有结节触及时，可诊断为子宫内膜异位症。归来穴位于人体的下腹部，当脐中下 4 寸，距前正中线 2 寸。有人认为"归来如当归，皆妇科之良方。"《会元针灸学》曰："归者，轨道；来，去而复来，男子妇人胃气归原，谷化阴精，精化阳气，气和化质，质和精血，如归去而又复来，故名归来也。"归来穴是治疗妇科疾病的常用穴位。气冲穴，别名气街，属足阳明胃经。位于腹股

"小提示"——子宫养护很重要

● 子宫内膜异位症的患者在平时一定要时刻注意保暖，特别是在经期，尤其不能受寒。很多的白领患者在夏天的时候吹空调，空调风不断地直对着自己的身体，寒气自然就会入侵体内，久而久之就会出现宫寒，慢慢地就容易出现子宫内膜异位症。

● 注意饮食上的护理，在饮食上尽量以清淡为主，多吃比较容易消化的食物，多吃新鲜蔬果，少吃生冷辛辣刺激性食物，以免加重病情。

● 加强体育锻炼，增强自己的免疫力，患者在经期可以多喝点红糖水、姜汤等进行调养，平时也可以多吃点胡椒粉，还可以艾灸神阙穴，这些都能有效暖宫，对于病情也有一定的帮助。

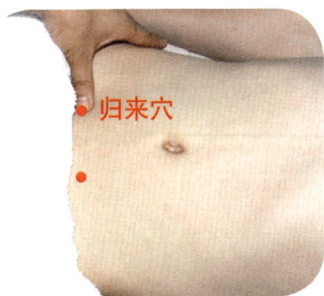

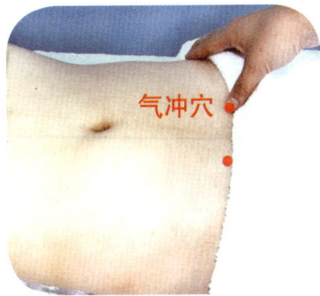

归来穴

气冲穴

沟稍上方，当脐中下5寸，距前正中线2寸。点按归来、气冲穴具有疏肝益肾、活血化瘀的功效。用拇指或食指点按上述穴位，每穴15分钟，1个月为一个疗程。

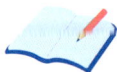

"小案例"——特别"热"的赵阿姨

赵阿姨今年 50 多岁，面颈部烘热汗出一年多，总是感觉很热，总会出汗，这样的症状每天都要反复数十次，心悸，颜面眼睑常浮肿，下肢浮肿比较严重，曾经做过尿液常规无明显异常，月经两三个月才来 1 次，量少色黯，自觉心烦易怒、头晕目干涩、明显乏力，睡眠差，每夜睡眠不足 3 小时，入眠难，多梦易醒，腰膝酸痛，小腿频繁抽搐，痛苦异常。去中医门诊进行治疗，医生问了病情后，告诉赵阿姨她这个病是更年期综合征，并详细给赵阿姨讲解了这个疾病。医生给赵阿姨开了一些疏肝理气的药，又教了赵阿姨一些穴位，让赵阿姨每天回家自己点按穴位，通过吃药配合点按疗法，症状得到了明显改善，赵阿姨自己说现在心情舒畅很多。

"小妙招"——章门、期门的巧用

更年期综合征又称围绝经期综合征，指妇女绝经前后出现性激素波动或减少所致的一系列以自主神经系统功能紊乱为主，伴有神经心理症状的一组症候群。章门位于人体的侧腹部，当第 11 肋游离端的下方。只要揉按章门穴这个穴位，就可以调节五脏的气血，使五脏之间相互协调。期门穴，别名肝募，意思是募集肝经之气血，只要通开了期门穴，使期门穴气血充盈的话，那么相应的，肝经就绝不会出现血虚血亏的状况了。该穴位于胸部，当乳头直下，第 6 肋间隙，前正中线旁开 4 寸。

"小提示"——围绝经期的健康护理

● 心理护理在本病的治疗中具有很重要的意义，患者家属也应了解有关更年期的常识，多关爱患者，并提供精神心理支持，协助患者度过困难时期。

● 补充营养是非常重要的。更年期妇女由于雌激素的降低，极易出现骨质疏松症，所以要鼓励其多到户外活动、多晒阳光，注意补充足够蛋白质，以减慢骨的丢失；多吃富含钙的食物，必要时补充钙剂有助于防止骨丢失并预防自主神经功能紊乱症状。

● 指导正确用药，近年来多项研究结果表明，补充雌激素是针对病因的预防性措施，因此做好激素类药物治疗的护理十分重要，要让患者了解用药目的、药物剂量、用法，以及可能出现的副作用。

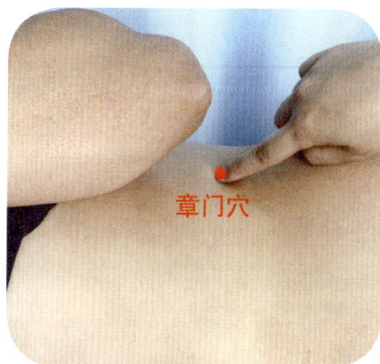

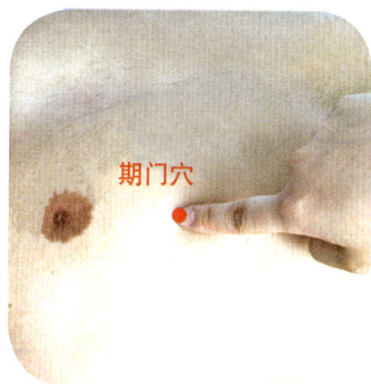

章门穴

期门穴

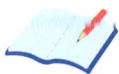

"小案例"——胎位异常的韩小姐

韩小姐今年 23 岁。现在正怀有身孕，是第一胎并且妊娠 35 周，经 B 超确诊为胎儿臀位。初诊经膝胸卧位法纠正，第 37 周来诊仍为臀位。转中医院求中医疗法，经诊断后，采用点按至阴的方法，第一天先令孕妇平卧，调匀呼吸，精神放松，先在至阴穴施以按揉手法，患者 10 分钟后感觉胎儿活动缓慢。第 2 天复诊，孕妇诉点按手法后 10 小时内胎儿活动频繁，于是再行手法 2 分钟。第 3 天诊时，孕妇诉昨日点按后胎儿频繁活动，约 6 小时后渐渐转慢，继而恢复原来的正常活动状态。遂请 B 超室复查，确诊胎位为左侧头位。以后随访并每周检查胎位，均为头位。

"小妙招"——至阴穴的奇效

至阴穴在足小趾外侧距趾甲角一分处左右，至阴穴为足太阳膀胱经的井穴，乃一经中气血化生之源，并与足少阴肾经相通，五行中为金，据"金能生水"理论，下午申时 15 ~ 17 时是足太阳膀胱经所主之气，也就是说此时该经的气血最为旺盛。足少阴肾经为先天之本肾所主之脉，该经的循行又穿过子宫所在的骨盆。妇女"以血为本"，其经、带、胎、产无不与足少阴肾经、冲脉、带脉、任脉关系密切。至阴穴为足太阳膀胱经的井穴又是与足少阴肾经经气相通的穴位，通过在此处点按可激发足太阳膀胱经经气的同时，间接通过足少阴肾经，使调治信息传至子宫调和胞宫气血。

"小提示"——安胎之要

● 如有症状，要及时去医院就诊。

● 妈妈在孕早期和孕晚期一定要避免性生活。

● 准妈妈要尽量少去公共场所和人群聚集的地方，避免被细菌感染。

● 整个孕期，准妈妈要适当休息，避免强烈运动，不要登高，不要长时间站立、用力或劳累，同时也不要长期蹲着，也不要经常做举高、伸腰的动作，不要骑自行车。

● 调整好自己的情绪，保持良好的心情和精神状态，准爸爸和家人要多体谅准妈妈，多一份关怀和呵护。

● 饮食要清淡，注意营养均衡，必须保持大便通畅，尽量少食多餐，不吃辛辣的食品，避免肠胃不适。远离烟酒。

● 加强孕期检查。

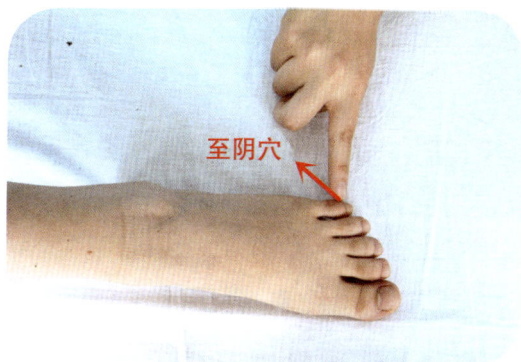

至阴穴

30 产后少乳

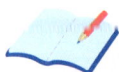

"小案例"——产后少乳的吴小姐

吴小姐今年 23 岁。首胎产后乳汁分泌少、稀，乳房柔软。来门诊寻求治疗，医生取穴膻中、乳根，施以点按手法，以皮肤感觉温热、舒适为度，治疗 10 分钟，每日 1 次，3 次为一个疗程。在治疗过程中，嘱每日增加喂奶的次数和时间。让婴儿多吸乳头，以刺激生乳。治疗一个疗程后，吴小姐的乳汁分泌增多，精神好转，继续上法巩固治疗一个疗程，便彻底治愈。

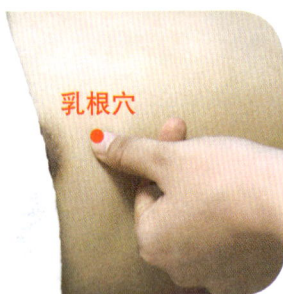

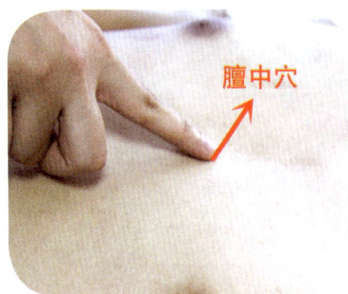

"小妙招"——增加乳汁的穴

乳根穴位于人体的胸部，当乳头直下，乳房根部，当第 5 肋间隙，距前正中线 4 寸。乳根穴是治疗产后缺乳的要穴，点按该穴可以通经活络，行气解郁，疏通局部气血，促进乳汁分泌。膻中穴位于胸部，在前正中线上，平第 4 肋间，两乳头连线的中

"小提示"——产后护乳之要

● 母乳喂养指导：母乳喂养要特别注意卫生，产妇在哺乳前洗干净双手，并用消毒湿纱巾擦干净乳房及乳头，还要采用舒适的体位进行喂养，一般产后第一周，可采用卧位，一周后可采用坐位，还要防止婴儿鼻部受压，影响到婴儿呼吸。母亲应将拇指和四指分别放在乳房上、下方，托起整个乳房喂哺。避免"剪刀式"夹托乳房（除非在奶流过急，婴儿有呛溢时），不利于充分挤压乳窦内的乳汁。

● 乳房护理及乳腺炎预防：妈妈应及时做好乳房护理，为产后哺乳做好充分准备，避免发生哺乳困难，每次哺乳需吸净一乳再换另一乳，如果产妇乳汁过多婴儿不能吸净，可将多余乳汁挤出，以促进乳汁分泌。每天用温水清洗乳头，检查并保护乳头，避免损伤。

● 乳头皲裂的预防及护理：产妇要保持乳头干净、干燥，经常用消毒纱布擦乳头，哺乳时要让小儿将乳晕完全含入口中，以防发生乳头皲裂。乳头皲裂发生后，轻者可以直接哺乳，重者应采用乳罩间接哺乳。每次哺乳后涂以 10% 的鱼肝油铋剂或 10% 复方苯甲酸酊，下次哺乳前洗净。乳头皲裂严重者，局部涂药后应覆盖无菌纱布，预防感染。

点，能理气活血通络，宽胸理气。点按膻中可使气机顺畅，烦恼减轻，女性朋友按此穴不仅能防治乳腺炎，还可丰胸美容，产妇则可催乳。

31 小儿感冒

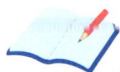

"小案例"——小萌萌不要怕

小儿感冒，也叫急性上呼吸道感染，是小儿呼吸系统最常见的疾病，一年四季均可发病，冬春季节多见。发病年龄以婴幼儿最高。若不及时治疗，会严重影响小儿的生长发育，降低了小儿的生活质量。2岁的小萌萌是易感体质，每次天气变化或者衣物增减不当都会让她患上感冒，不仅鼻涕、喷嚏不断，咽部红肿更会让她哭闹不止。为了让萌萌快点好起来，萌萌的家长张姐每次都给她服用抗生素和感冒药，可是萌萌的免疫力似乎越来越差，张姐为此很是烦恼。一个偶然的机会她知道了"指压疗法"，医生用手指点按了萌萌的风门穴，每次3～5分钟，连续治疗了3次，萌萌的鼻涕就消失了。小萌萌经过指压疗法达到了预防和治疗感冒的作用。

"小妙招"——巧用风门穴

风门穴是治疗感冒的特效穴，此穴位于背部，当第2胸椎棘突下，旁开1.5寸。如图所示低头时，背后出现的凸出骨下方第三个脊椎骨之下，距脊椎骨左右约3cm的地方即是。因其属于足膀胱经穴位，为足太阳经与督脉的交会穴。对于呼吸系统疾病的防治有着重要的作用，按压此穴位，能促进组织的发达，一方面使身心旺盛，一方面控制体内钙与磷的代谢，进而增加对滤过性病毒的抵抗力。首先，深呼吸，在气止时用食指强力按压此穴位，缓缓吐气。经6秒钟后，再慢慢地放手。以此要领重复做10～30次。

"小提示"——预防调护很重要

● 多参加户外活动，多晒太阳，提高抗病能力。

● 注意气候变化，及时增减衣物，避免衣帽被子过厚。

● 在感冒流行的季节，尽量少到或不到人多的公共场所。

● 感冒时，避免使用过燥、过冷及肥甘厚味之品，多喝开水，可稀释病毒，饮食宜清淡，多吃易于消化的食物。食醋含漱，或用醋熏蒸室内等均有预防之效。

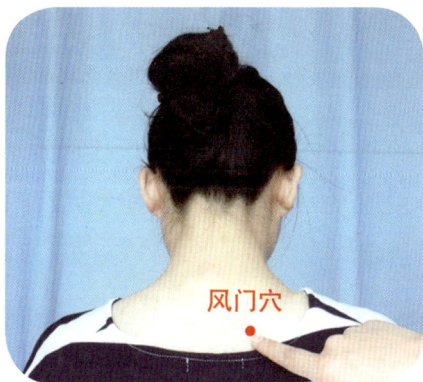

风门穴

32 小儿咳嗽

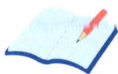

"小案例"——小儿咳嗽莫惊慌

咳嗽是小儿时期常见多发的一种呼吸道疾病，一年四季均可发生，但冬春季节发病率明显增高。多数是病毒感染基础上继发的细菌感染。免疫功能失调、营养不良、鼻炎等都是本病的诱发因素。临床多表现为初期的上呼吸道感染症状，逐渐出现明显的咳嗽，开始为干咳，以后渐有痰，常可伴有发热、呕吐，腹泻等。三年级的李小丽平时上课认真听讲，这几天却频频瞌睡，老师找来家长询问，原来小丽这几天生病了，每天夜里咳嗽不止，严重影响了她的睡眠质量，老师带小丽去了一家中医诊所，医生用手指按压了小丽的天突穴，不一会儿，小丽觉得自己的嗓子好像不那么痒了，按照医生的指示，夜里咳嗽的时候，小丽自己按压天突穴，每次 3 ~ 5 分钟，连续按压 3 次后，小丽终于可以睡个好觉了。

"小妙招"——巧用天突穴

天突穴是治疗咳嗽的特效穴，位于颈部，当前正中线上胸骨上窝的中央。天突穴为任脉、阴维脉交会穴，故按压此穴可以达到祛热行气、降逆止咳的作用。指压的时候需注意：若是单以食指施力并不能达到预期的疗效，所以，在指压的中途必须改变施力的方向，不断地向胸骨方向施力，则刺激将可传到胸部，从而达到止咳的目的。

"小提示"——预防调护很重要

● 注意气候变化，防止感冒。

● 避免刺激咽喉部的食物和其他因素，如过多哭闹、喊叫、烟尘刺激等。

● 勿食辛辣香燥食品，以免燥伤肺阴。

● 适当休息，多饮开水。

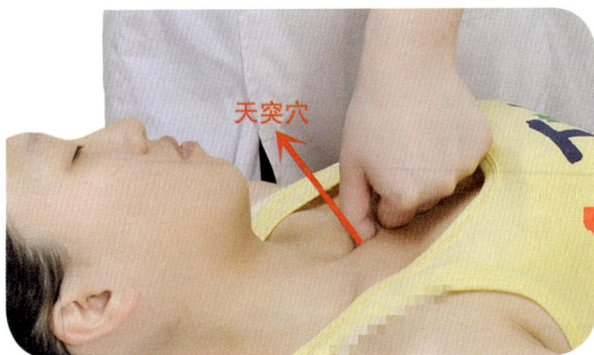

天突穴

"小案例"——小儿腹痛妈妈不要怕

腹痛是儿科临床的常见证候，可见于任何年龄和季节。邻居小张是一位 5 岁男孩子的妈妈，她来就诊时说她的宝宝常常说自己的肚子痛，有的时候甚至痛得满地打滚，偶尔伴有腹胀，粪便臭秽，夜里也睡不踏实，为了缓解疼痛，她不得不给孩子服用止疼片，但是只能暂时缓解疼痛，而且害怕对孩子有副作用。医生根据孩子的病情选取了"天枢"穴进行"指压疗法"，经过一个月的治疗，孩子的腹痛消失了，小张也放心了。

"小妙招"——巧用天枢穴

天枢穴是临床常用穴位，其应用以治疗肠胃疾病为主。天枢穴属于足阳明胃经，是手阳明大肠经募穴，位于脐旁 2 寸，恰为人身之中点，如天地交合之际，升降清浊之枢纽。人的气机上下沟通，升降沉浮，均过于天枢穴。取穴时，可采用仰卧的姿势，天枢穴位于人体中腹部，肚脐向左右各三指宽处。小儿腹痛，其病机关键是气机不利、气血运行受阻，不通则痛所致。因此选用本穴，每日点按天枢穴 3 次，每次 3 ~ 5 分钟，即可达到缓解腹痛、疏通气机的作用，治疗周期为 1 个月。

"小提示"——调理很重要

● 保持环境整洁舒适，注意保暖、避免寒冷刺激，注意腹部保暖。

● 节制乳食，勿暴饮暴食，贪凉嗜冷。

● 讲究卫生，生吃瓜果要洗净，避免不洁食物入口。

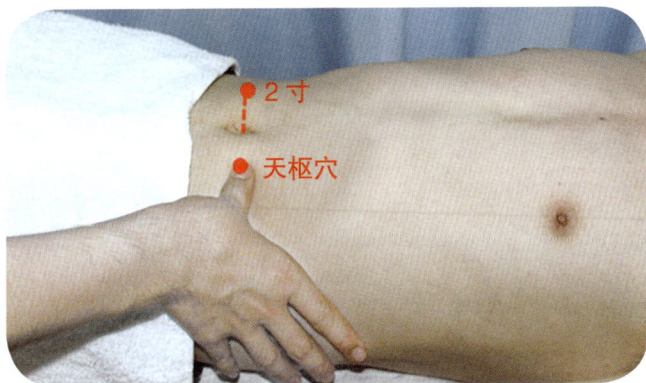

2寸

天枢穴

"小案例"——孙子腹泻奶奶忙

腹泻是一种常见症状，俗称"拉肚子"，是一种小儿常见病。一年四季均可发病，尤以夏秋两季为多。发病年龄以婴幼儿为主，小儿泄泻是影响小儿生长发育的主要原因之一。刘奶奶家的小孙子最近闹起了"拉肚子"的毛病，经常是吃什么拉什么，小脸也没了光泽，体重也轻了不少，家里买了一堆益生菌、消食片等，吃了也没见起色，可把刘奶奶急坏了，一次她听说了"指压疗法"，便急匆匆地抱着小孙子去了，医生用手指按压了"大肠俞"这个穴位，连续治疗了7天，孩子的病终于好了。

"小妙招"——巧用大肠俞穴

大肠俞，属足太阳膀胱经，大肠之背俞穴，在腰部，当第4腰椎棘突下，旁开1.5寸。具有理气降逆、调和肠胃的功效。泄泻多因感受外邪，或饮食不节，宿食内停，而致大肠运化失常所致，大肠气机不利，腐熟无能，故而选用此穴疏通经络、缓急止泻。指压时，患儿俯卧，医者以轻柔之力按压患儿背部大肠俞穴，每次3～5分钟，每日3次，治疗周期为7～10天。

"小提示"——日常调理很重要

● 讲究卫生，减少发病，注意餐具清洁，防止病从口入。

● 提倡母乳喂养，添加辅食应循序渐进，饮食坚持定时、定量、定质原则。

● 加强户外活动，注意气候变化，防止感受外邪，避免腹部受凉。

● 适当控制饮食，减轻胃肠负担。对吐血严重及伤食患儿暂时禁食，以后随着病情好转，逐渐增加饮食量，禁食生冷、油腻之品。

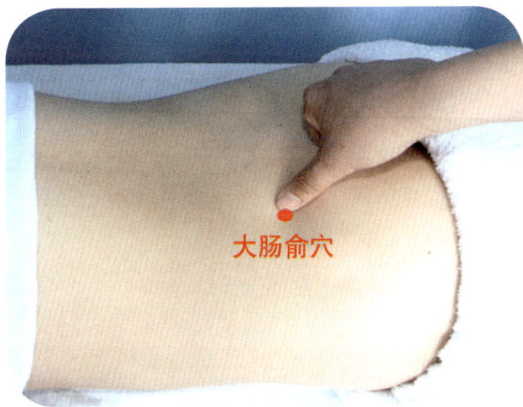

大肠俞穴

35 小儿厌食

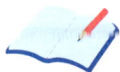

"小案例"——不爱吃饭的贝贝

厌食是小儿时期常见的消化系统疾病，各个年龄都可发生，以 1 ~ 6 岁儿童多见。4 岁的金贝贝是个漂亮的小姑娘，乖巧懂事，但是最让家里人犯愁的就是贝贝不爱吃饭的毛病，每次吃饭都很费事，爸爸妈妈费尽心思做的美食，她都不怎么爱吃。时间久了，贝贝脸色也不太好，还很容易生病。贝贝妈妈听说"指压疗法"可以治疗贝贝的毛病，就带着她去治疗，医生用手指按压了贝贝的中脘穴，不一会儿，她的肚子就"咕咕咕"地响了起来，经过 1 个月的治疗，贝贝的食欲大增，脸色也改善了很多。

"小妙招"——巧用中脘穴

中脘穴是治疗胃肠疾病的特效穴，取穴时可采用仰卧的姿势，该穴位于人体的上腹部，前正中线上，具体找法如下：胸骨下端和肚脐连接线中点即为此穴。因本穴为胃经募穴，厌食多为胃部气血不足，活动能力减弱所致，故此穴可以达到疏通经络、增进食欲之功。本穴按压需配合呼吸，双手并拢，两手之间交叠在腹部的中脘穴上，缓慢地施力做指压。每次 3 ~ 5 分钟，每天 3 次，疗程为 1 ~ 3 个月。

"小提示"——日常调理很重要

● 科学育儿，合理喂养，不偏食、挑食，荤素搭配合理，少食肥甘厚味，多食蔬菜，粗细粮合理搭配。

● 不在饭前或吃饭中大量饮水或饮料，饭前勿食糖果零食。

● 注意营造良好的进食环境，勿呵斥打骂。

● 病后勿暴饮暴食，以免伤及胃阴。

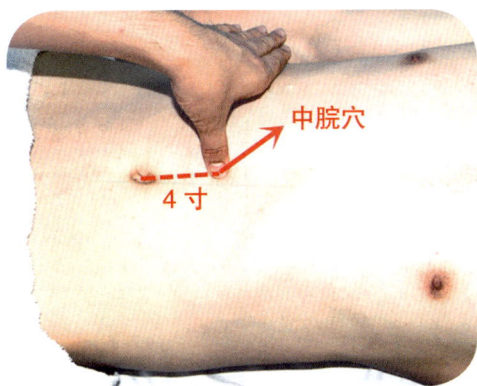

中脘穴

4寸

36 小儿夜啼

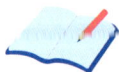

"小案例"——宝宝夜夜哭

　　自从小李家楼上的宝宝出生后，小李就再也没睡过一个安稳觉，因为一到夜里就能听见孩子的啼哭声，格外影响睡眠。有一天开会的时候小李竟然睡着了，被领导狠狠批了一通，小李苦恼地在办公室向同事抱怨邻居孩子影响自己的睡眠，没想到同事小张的孩子曾经也有这个毛病，后来采用穴位点按给治好了，小李赶紧向小张取经，并将方法介绍给了楼上的邻居，抱着试试看的态度，邻居给孩子进行了治疗，在三阴交穴上实施了指压疗法，经过 10 天的治疗，孩子半夜再也没有哭闹了。

"小妙招"——巧用三阴交穴

　　夜啼是指婴儿白天能安静入睡，入夜啼哭不安，时哭时止，甚则通宵达旦啼哭的一种疾病。多见于新生儿及婴儿，夜啼是影响小儿生长发育的重要原因之一。三阴交为足太阴脾经的常用腧穴之一，为足三阴经（肝、脾、肾）的交会穴，位于在小腿内侧，当足内踝尖上 3 寸，胫骨内侧缘后方。此穴可调补肝、脾、肾三经气血，效果显著。小儿由于其"心肝有余，脾常不足"的生理特点，常会出现夜啼的症状，故此，以指压疗法施于患儿的三阴交穴，可以达到治疗小儿夜啼的目的。每次用食指或中指按压患儿三阴交 3 ~ 5 分钟，每日 3 次，疗程为 10 天至 1 个月。

"小提示"——日常养护很重要

- 孕妇和乳母不宜过食寒凉、辛辣等饮食，并注意补充钙剂。
- 保持环境的安静宁和。
- 加强新生儿护理，注意寒温适当，注意保暖，切忌过热。
- 注意衣物、被褥有无刺激皮肤，及时更换尿布。
- 帮助孩子养成良好的睡眠习惯。

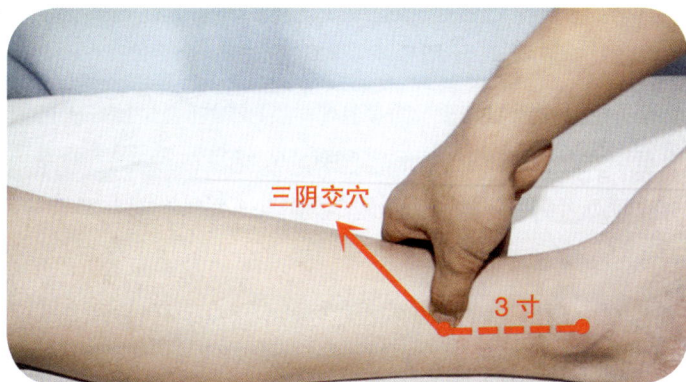

三阴交穴

3寸

37 小儿遗尿

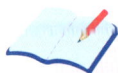

"小案例"——玲玲的"世界地图"

6岁的玲玲在别人眼中是个腼腆的小姑娘，不爱说话，总是低着头，遇到人也胆小害羞，她最怕有人到她的家里去了，因为她家的阳台上天天挂着一条印着"世界地图"的被子，是的，玲玲从小到大一直有尿床的毛病，家里一直没有重视，也就没有系统治疗过。一天她的妈妈和同事聊天的时候无意中谈起孩子的毛病，同事马上向她推荐了一个穴位，让她回家每天给孩子进行点按，玲玲妈妈抱着试试看的心理回家给玲玲进行了穴位按压，没想到经过10天的治疗，玲玲遗尿的问题居然得到了改善，连续治疗了3个月，玲玲终于摆脱了遗尿的痛苦。

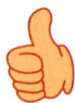

"小妙招"——巧用膀胱俞

小儿遗尿俗称尿床，通常指小儿在熟睡时不自主地排尿。一般至4岁时仅20%的小儿有遗尿，10岁时5%的孩子有遗尿，仅有少数患者遗尿症状持续到成年期。患儿除夜间尿床外，日间常有尿频、尿急或排尿困难、尿流细等症状。遗尿多因先天不足，下元虚冷，肾失固摄，或肺脾气虚，三焦气化失司，或肝气不畅，郁而化热所致。很多家长对本病不以为然，但是遗尿导致小儿的心理负担加重，严重者会影响患儿的性格养成，因此，及早干预不可忽视。膀胱俞是足太阳膀胱经的常用腧穴之一，位于骶正中嵴（第2骶椎棘突下）旁开1.5寸，是治疗小便不利、遗尿等膀胱气化功能失调病证的常用效穴。本病治疗需要配合心理

"小提示"——生活习惯很重要

● 自幼儿开始，培养按时排尿的良好习惯及合理的生活卫生习惯。

● 勿使患儿过度疲劳和情绪激动，控制睡前饮水量。每晚尿床的患儿夜间按时唤醒排尿，逐渐养成自控排尿的好习惯。

● 鼓励患儿消除紧张害羞情绪，建立战胜遗尿的信心，积极配合治疗。

● 积极预防和治疗引起遗尿的原发疾病，如尿道炎、蛲虫、包皮过长等。

疗法，并养成夜间按时排尿的好习惯。指压穴位每次3～5分钟，每日3次，一般3个月为一个疗程。

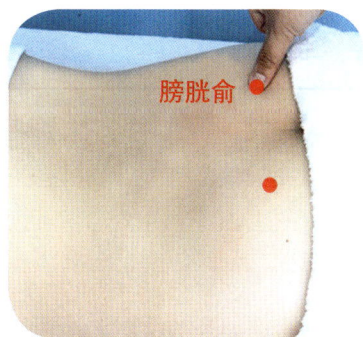

膀胱俞

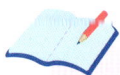

"小案例"——爱受伤的扁桃体

邓老师在一所中学任教，平日里教学工作十分繁忙，所以经常是连双休日都没有。即使是在寒暑假依旧要充电学习。最近刚刚步入春天，早晚温差很大，漫天飞舞的柳絮加上讲课时粉笔的粉尘，邓老师的扁桃体就发炎了。刚开始感觉自己扁桃体有点发炎，她只是买了点药，经过一段时间没有起效，严重影响了自己的讲课。听说有同事用手指点按的方法治疗效果明显，她马上询问了中医院的大夫，每天给自己点按合谷穴，在自己的坚持下，炎症果然渐渐消失了。

"小妙招"——巧用合谷

扁桃体炎可分为急性扁桃体炎和慢性扁桃体炎。患急性传染病（如猩红热、麻疹、流感、白喉等）后，可引起慢性扁桃体炎，鼻腔有鼻窦感染也可伴发本病。病源菌以链球菌及葡萄球菌等最常见。临床表现为经常咽部不适，异物感，发干、痒，刺激性咳嗽，口臭等症状。根据民间经验，当发生急性扁桃体炎时，手上的合谷穴会生出一个硬结。合谷穴位于手背，第1、2掌骨间，当第2掌骨桡侧中点处。这时候可以用拇指按住这个硬结，用力按揉，多次反复，直至硬结消失，疾病就会痊愈。用指压法治疗扁桃体炎，不能指望立见功效，但指压法的远期疗效是不容忽视的，所以，当不能马上见到疗效时，万万不可因失望而放弃。

"小提示"——预防感冒

● 保持口腔清洁，每天睡前刷牙，饭后漱口以减少口腔内细菌感染的机会。

● 坚持用淡盐水漱口，可于食后及睡前，取温开水一杯，加少许食盐，口感有咸味即可，反复漱口，每次 5 分钟左右。

● 还有一个办法对扁桃体炎有治疗作用，在这里不妨推荐一下：准备一盆热水，溶入适量食盐，将与喉咙发炎一侧相反的脚浸入其中，一次浸泡 5 分钟左右。

● 饮食要清淡，禁止食用油炸、姜、辣椒等热性食品，多吃牛奶、瘦肉、鱼类、水果、蔬菜，营养均衡就可以，注意预防感冒。

● 慢性扁桃体炎的患者应养成良好的生活习惯，保证充足的睡眠时间，随天气变化及时增减衣服。坚持锻炼身体，提高机体抵抗疾病的能力。

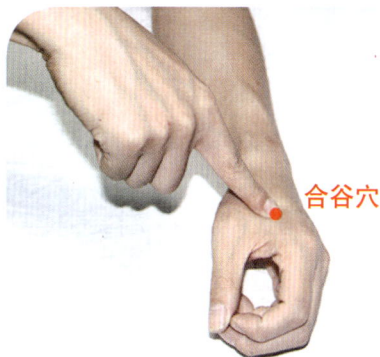

合谷穴

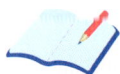

"小案例"——假性近视不容忽视

小明是一名初三学生，邻近中考时天天熬夜，结果还没考试就看不清黑板了，妈妈领着他去检查发现是假性近视，而且，假性近视很快就会转为真性近视，真性近视很难恢复。医生建议回家多按摩光明穴，注意用眼卫生，中考后小明坚持每天两次做眼保健操，并配合穴位点按，结果上高中时候体检视力已经完全恢复正常。

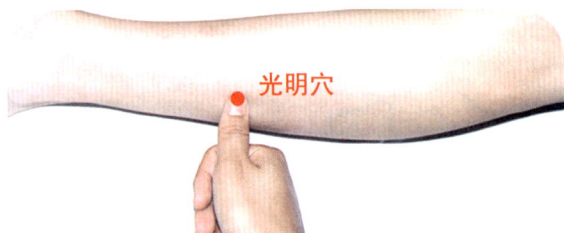

光明穴

"小妙招"——近视克星光明穴

假性近视是由于用眼过度致使睫状肌持续收缩痉挛，晶状体厚度增加，视物模糊不清。假性近视属于功能性近视，若不及时缓解，眼球长期受到紧张的眼外肌的压迫，终究会导致眼轴变大而成为真性近视。本病一般都是用眼过度或看书姿势不良导致。光明穴位于小腿外侧，外踝尖上 5 寸，腓骨前缘，从外踝尖到外膝眼一共是 16 寸，中下三分之一交点再向下一指就是光明穴。近视患者可以每天点揉光明穴，力度由轻到重，以有酸胀感为宜。每天 1 次，每次练习 10 分钟。每天点按光明穴配合眼保健操，坚持一个月，就会重新拥有明亮的双眼了。

"小提示"——注意事项

● 患者首先应该注意眼睛保护，减少视力负荷，一次连续近距离用眼时间不应过长，使用电子产品时间不应太长，用眼45分钟左右应休息10分钟并看远处，平时多往远处瞭望，如看远处的树木，春天空中的白云、飞鸟或放风筝等。

● 养成良好的用眼习惯，姿势端正，眼与读物距离保持25～30cm，握笔不要太低，桌椅高度适合，保持胸离桌沿一拳头的距离，使眼与读物保持适当的距离，不在乘车、走路、卧床和太阳直射下或暗光下阅读或写字。

● 改善阅读环境，保持环境中适宜的光亮度和对比度，照明应无眩光或闪烁，黑板无反光，合理照明，台灯放在写字台的左上方，阅读物字体印刷清晰，大小适中并且对比度良好，课本及作业本的纸张不能太白或反光太强，看电视的距离应为显示屏对角线长度的7～9倍。

● 积极开展体育锻炼，增加室外活动。

● 多吃一些对视力有好处的食物，如富含维生素 A、维生素 B_1、维生素 B_{12}、维生素 C、维生素 E 和维生素 D，以及铬、钙、锌等元素的食物。

40 白内障

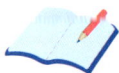

"小案例"——田爷爷的白内障

田爷爷年前突然感觉看东西模糊，由于年事较高家里人马上带他去眼科就诊，结果一检查竟然是白内障，可是田爷爷的身体岁数太大，且平时就有高血压、心脏病，导致身体状况不适合接受手术，没办法田爷爷求助于中医。医生告诉田爷爷的儿子每天回家给田爷爷按摩穴位，并减少用眼，几个月后田爷爷的视力明显恢复了不少。

"小妙招"——点按睛明穴

白内障，是因为晶状体混浊而影响视力的一种眼病，多见于老年人，也是糖尿病常见的一种并发症。此外，接触到某些有害物质、外伤及先天性因素也会导致本病的发生，是目前人类致盲的主要原因之一。多见于40岁以上，且随年龄增长而发病率增多。手指点按治疗白内障，主选穴位为左右睛明穴。睛明，属于足太阳膀胱经，是手足太阳、足阳明、阴跷、阳跷五脉交会穴，位于目内眦角稍上方凹陷处，即内眼角稍上方凹陷处，主治各种目疾。按之可泄热明目，祛风通络。《铜人》云："治攀睛，翳膜覆瞳子"。可以每隔两个小时用大拇指和食指以画圈的方式按压此穴位，每次坚持2分钟即可。

"小提示"——注意事项

● 注意精神调摄：遇事泰然处之，心胸应宽广，保持情绪舒畅，还要制怒，培养对养花、养鸟、养金鱼的兴趣来陶冶情操，多与年轻人交谈，能分散对不愉快事情的注意力，激起旺盛的生活热情，能起到阻止和延缓病情进展的作用。

● 加强用眼卫生，平时不用手揉眼，不用不洁手帕、毛巾擦眼和洗眼，用眼过度后应适当放松，久坐工作者应间隔 1～2 小时起身活动 10～15 分钟，举目远眺或做眼保健操，要有充足的睡眠。

● 积极防治慢性病，包括眼部的疾患及全身性疾病，尤其是糖尿病最易并发白内障，要及时有效地控制血糖，防止病情的进一步发展。

● 饮食宜含丰富的蛋白质、钙、微量元素，多食含维生素 A、维生素 B、维生素 C、维生素 D 的食物，平时多食鱼类，能保持正常的视力，延缓病情的进展。

● 吸烟易患白内障已被实践所证实，应尽早戒烟。

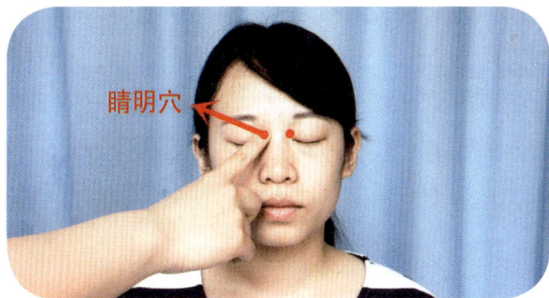

睛明穴

41 睑腺炎

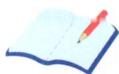

"小案例"——难受的睑腺炎

小林是一个喜欢打篮球的高中生，平时大大咧咧，不拘小节。一天打球的时候刮了一阵风，不小心迷了眼睛。当时他就用手揉了揉，也没当回事。结果过了几天他的左眼睑中心处红肿热痛，难受不说还影响外观。于是他就去医院眼科做检查。医生告诉他这是睑腺炎，十分常见，多见于青少年，预后较好，无损于视力。但反复或多发者，日后可能影响眼睑外观或功能。医生给他开了眼药水，又对他的耳尖进行了掐按治疗，点按完小林的疼痛感就减弱了，没有那么难受了，红肿也减轻了，第二天他又按照医生教的方法进行了穴位的点按，红、肿、热、痛尽失，眼睑恢复如常人。

"小妙招"——巧用耳尖穴

睑腺炎又称针眼，是睫毛毛囊附近的皮脂腺或睑板腺的急性化脓性炎症。部分患者在炎症高峰时伴有恶寒发热、头痛等症状。耳尖穴，属于经外奇穴，具有清热祛风，解痉止痛的作用。取穴方法：正坐位或侧伏坐位，在耳郭的上方，当折耳向前，耳郭上方的尖端处即是本穴。本穴方便自己按摩，把耳朵折向前，可用拇指指甲或食指指甲掐按，以有酸胀感为度，如果还不能缓解可以用三棱针给耳尖放血。

"小提示"——注意事项

● 注意要正常饮食，远离辛辣刺激性食物，多吃水果，多休息。

● 可以用干净的热毛巾湿敷，每次 15 分钟，每天 3 次。

● 当脓肿成熟时，应该注意眼周的卫生，小脓肿自行破溃后，用消毒纱布拭去脓液；大脓肿需要到医院切开排脓，脓出后再涂上抗生素眼药水或眼药膏。

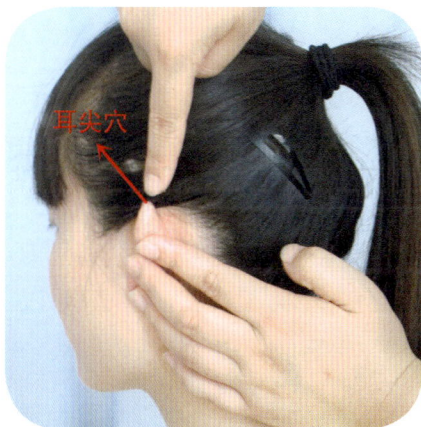

耳尖穴

42 耳鸣

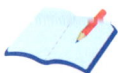

"小案例"——耳鸣的刘大爷

退休的刘大爷今年 50 多岁，因为脑外伤而出现了左侧耳鸣的症状。一开始他觉得耳内有声，鸣响不断，时有时无，但是后来越发地严重，严重影响了他平时的生活，心情也跟着烦躁不安。而且这一拖就是整整六年，采取多种理疗和药物治疗都无效。后来碰到中医药大学的志愿者们到社区义诊，志愿者主动要求给刘大爷用穴位点按的方法治疗耳鸣，由于刘大爷得病的时间比较长，一开始的效果也并不明显，不过志愿者们给了刘大爷信心，刘大爷每天在家都会自己点按相应的穴位，经过一个月的治疗之后，刘大爷的耳朵已经有了明显的起色。半年后蝉鸣、水声均消失，睡眠质量也有了大幅度的提高。

"小妙招"——巧用点按法

耳鸣是指患者主观感到耳内或颅内有鸣声，而周围环境中并没有相应的声源，发病机制非常复杂。治疗本病可以选取局部的听宫穴和远端风市穴。风市穴是足少阳胆经的腧穴，位于大腿外侧部的中线上，当腘横纹水平线上 7 寸，简便定位法：直立，手下垂于体侧，中指尖所到处即是。点按风市穴具有疏通本经气血的作用。听宫穴是手、足少阳和手太阳三经之会，是治疗耳疾的常用穴位，位于面部耳屏前，下颌骨髁状突的后方，张口时呈凹陷处。取该穴时应让患者采用正坐或仰卧、仰靠姿势，每次按揉患侧的听宫穴和双侧的风市穴各 2 分钟，以局部感觉酸胀为宜。

"小提示"——饮食习惯要注意

● 平时最好忌烟酒，少喝浓茶、咖啡等。减少脂肪的摄入。

● 大量摄入脂类食物，会使血脂增高，血液黏稠度增大，引起动脉硬化。内耳对供血障碍最敏感，出现血液循环障碍时，会导致听神经营养缺乏，从而产生耳聋。

● 多吃含铁、锌丰富的食物。多食有活血作用的食物。每天喝牛奶。牛奶中几乎含所有已知的维生素。

● 调节情志，树立治疗疾病的信心，保持愉悦的心情，有利于本病的恢复。

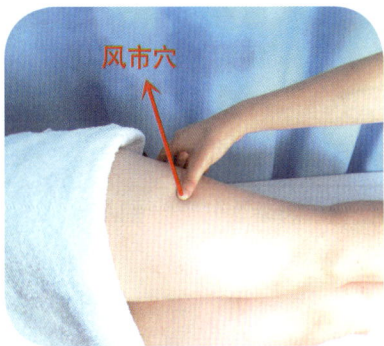

风市穴

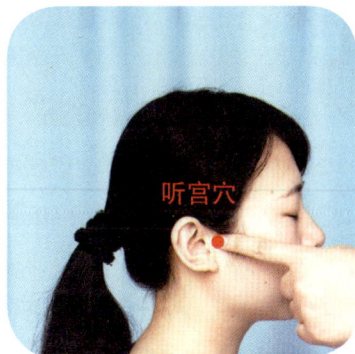

听宫穴

每日治疗1次，30次为1个疗程。局部与远端配合取穴可共奏清肝去火、疏通耳窍的功效。

"小案例"——过敏性鼻炎真是烦

小吴出生于美丽的南方海滨城市,大学毕业后为了女朋友选择留在了北方,可是每到春秋季节北方的风特别大,而且空气很干,导致他一到这时就犯鼻炎,痛苦不堪,虽然鼻炎不是一种严重疾病,但十分影响小吴的日常生活和工作,每天必须随时带着大量的纸巾。他寻求了很多治疗手段,但都疗效甚微。一天他和朋友一起吃饭时碰到了一位中医院的教授,这位教授告诉他点按的方法可以有效缓解他的鼻炎,半信半疑的小吴回去试了之后发现真的减轻了许多,让他高兴不已,现在已经养成了没事就给自己点穴的习惯,不仅鼻子通畅舒适了,心情也越来越愉悦。

"小妙招"——巧用点按法

过敏性鼻炎的典型症状主要是阵发性喷嚏、清水样鼻涕、鼻塞和鼻痒,每天症状持续或累计在1小时以上,可伴有眼痒、结膜充血等眼部症状,部分伴有嗅觉减退,有时和支气管哮喘同时存在。本病治疗选取迎香穴和素髎穴。迎香穴属于手阳明大肠经,在鼻翼外缘中点旁,当鼻唇沟中,有疏散风热、通利鼻窍的作用,左右各一穴。经常用食指指腹垂直按压迎香,每次1～3分钟,能使鼻子保持舒畅,对肺部也有很好的保健作用,可预防肺病。素髎穴属督脉,位于鼻尖正中央处,有清热消肿、通利鼻窍的功效。手法操作采用按法、捏法。以双拇指按压双侧迎香穴,捏压

"小提示"——远离致敏原

● 过敏性鼻炎患者应尽量查找出过敏原，减少接触机会，平时少与花粉、宠物等接触。

● 可以使用湿度调节器来调节室内的湿度，用吸尘器经常打扫卫生，保持室内清洁无尘以减少过敏原，尽量别铺地毯，床头、枕边最好别放长毛动物玩具等，这些物品都极易沾上灰尘，从而引起过敏。房间内空气要通风，保持空气新鲜。

● 在季节变换时要注意防止过敏性鼻炎复发，温差较大时要注意添加衣服，加强保暖。

● 很多早起打喷嚏是夜间腿部经络受寒，所以对于此类患者建议晚间穿上睡裤，一般第二天就有明显效果。远离寒凉的食物，同时早睡早起，加强营养，预防感冒。

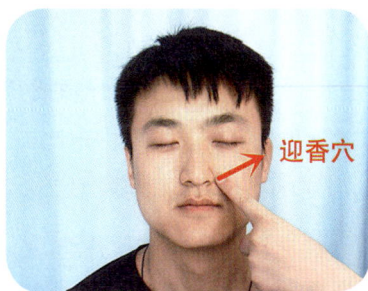

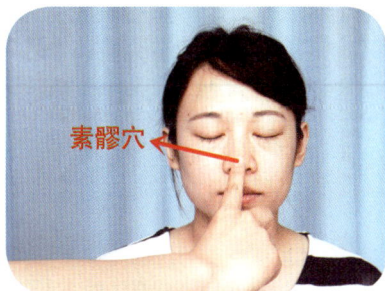

迎香穴

素髎穴

素髎穴。每穴点按 1.5 ~ 3 分钟。指力逐渐加强，每日 1 次。坚持一个月可有显著效果。

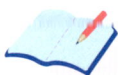

"小案例"——久病成医的万女士

万老师是小学的班主任，由于每天说话多，喝水少，经常会有咽喉不适的症状，尤其是讲完一节课后嗓子总像冒烟了似的，干痒难受，常常感觉像是有痰却很难咳出，有时还会有吞咽欠佳的症状。每天喉片都不离身，她的女儿觉得总吃喉片也不是办法，怕妈妈再得别的病，总催着妈妈去看大夫，可是万老师总是没有时间不肯去医院，没办法她女儿只得求助于自己学中医的朋友，朋友建议她给妈妈点穴试试看，没想到一次之后万老师的喉咙就感觉清爽了很多。

"小妙招"——巧用点按法

慢性咽炎是耳鼻喉科最常见的疾病之一，患者可有长期的咽异物感、烧灼感，干痒或有轻微咳嗽、咽痛，吞咽功能正常，但空咽时不适感明显。过劳、多语、受冷、烟酒过度及精神刺激等可加剧症状。少商穴为肺经之井穴，也是肺经上的最后一个穴位，在手拇指末节桡侧，距指甲角旁 0.1 寸，五行属性属木，其疏通、条达、开泄之作用较强，善清肺泻火，驱邪外出，具有清肺利咽，开窍醒神的功效，经常用拇指尖轻轻掐揉少商，揉到少商不痛，对防治慢性咽炎非常有效，还可以预防感冒。注意掐按时力度不宜过大，以免受伤。当咽喉不适时，一掐这里就会很痛。如果是刚开始得病，一般两只手掐按 2 ~ 3 分钟就会好。若

"小提示"——日常饮食很重要

● 气功疗法治疗咽炎，方法是：静坐，两手轻放于两大腿，两眼微闭，舌抵上腭，安神入静，自然呼吸，意守咽部，口中蓄津，待津液满口，缓缓下咽，如此 15 ~ 20 分钟，然后慢慢睁开两眼，以一手拇指与其余四指轻轻揉喉部，自然呼吸意守手下，津液满口后，缓缓下咽，如此按揉 5 ~ 7 分钟。每日练 2 ~ 3 次，每次 15 ~ 30 分钟。

● 多吃富含胶原蛋白和 B 族维生素的食物，有利于慢性咽炎损伤部位的修复，并消除炎症。

● 少吃或不吃煎炸、辛辣刺激性食物，如油条、麻团、炸糕、辣椒、大蒜、胡椒粉等。

● 经常饮用一些利咽生津的食疗饮品。

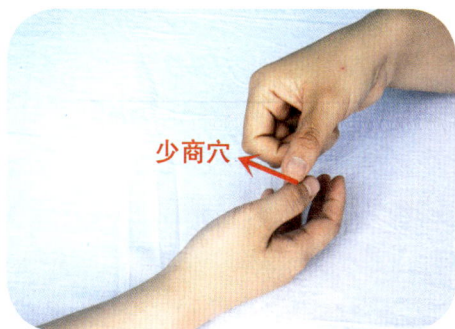

少商穴

得病时间长了，需每天掐按 2 次，两只手各按 3 ~ 5 分钟，一般 2 ~ 3 天就会好转。

45 牙痛

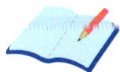

"小案例"——牙疼不是病，疼起来真要命

　　今年读初中的彤彤平时喜欢吃甜食，嘴里总是含着一颗糖，平时也不好好刷牙，后来有一天牙痛就找上门了。现在每天都喊着牙痛牙痛，凉的热的都不能吃，尤其是甜的更是不能碰。彤彤成天捂着一张脸，闷闷不乐的。吃了很多药都不好使，后来她的奶奶参加了中医药大学志愿者的社区义诊，得知用三间、合谷穴配合，采用手指点按的方法有奇效。便给小孙女天天按摩，没想到随后真的起了作用。

"小妙招"——巧用三间穴

　　相信许多人都受到过牙痛的困扰，平时不注意口腔的卫生，或者在儿时没有一个良好的刷牙习惯，就会让我们在以后给牙痛留下隐患。无论是牙龈、牙周和牙质的疾病都可以引起牙痛，是牙病的共同症状。取穴三间（微握拳，在手食指第2掌指关节后，桡侧凹陷处），配穴合谷（在手背，第1、2掌骨间，当第2掌骨桡侧的中点处）。采用按法。在治疗前须先确定取穴的部位，然后进行点按。点按有补、泻两种手法。当吸气时指压，呼气时放手为泻，反之为补；重压为泻，轻压为补；点按后快速放手为泻，缓慢放手为补。每次点按15～20秒钟即可，一般能立刻见效。若效果不佳，可进行第2次。若点按后有酸胀麻重等感觉为佳，若无上述感觉，说明穴位不准，应寻找准确的穴位，再施上述手法。

"小提示"——预防为主

● 饮食需清淡，宜食富含维生素之品，久病体虚者当吃富含蛋白质的饮食。宜适当多食养阴清凉之品，如丝瓜、橄榄、西瓜、豆腐、藕、荸荠、蜂蜜等。

● 忌食辛辣刺激、坚硬之物，不可食过酸、过咸、过甜及过冷、过热之物，不宜多食湿热性食物，如牛肉、羊肉、咖啡等，应禁烟酒。

● 坚持餐后刷牙：每餐餐后刷牙可及时去除残留菜屑及酸碱物质，减少对牙齿的刺激，也可起杀菌消炎的作用。牙刷最好选用软毛牙刷，软毛牙刷可使齿垢清除更为彻底并可避免损伤牙齿。

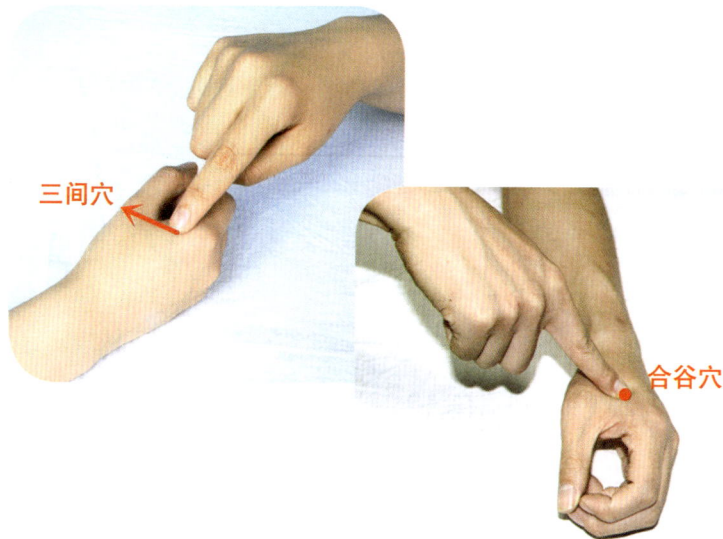

三间穴

合谷穴

46 荨麻疹

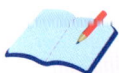

"小案例"——露露的荨麻疹

露露今年小学三年级，因外感风寒，全身皮肤出现成片的风团，小如芝麻，大如蚕豆。扁平凸起，时隐时现，奇痒难忍。如虫行皮中，灼热，抓痒后增大增多，融合成不规则形状。发病 2 天，家人带她去中医门诊，医生选用曲池、血海、足三里穴点按，各 2～3 分钟，经治疗 20 分钟后，全身风团疙瘩退了好多，也不那么痒了，后来继续治疗 7 天，她便痊愈了，医生随访未复发。

"小妙招"——巧用点按法

荨麻疹发病急，风团色红，灼热剧痒、恶寒、咽喉肿痛、心烦口渴、胸闷腹痛、恶心欲吐，舌淡红，苔薄黄，脉浮数。选取曲池、血海、足三里。实施操作方法为患者取仰卧位，术者用拇指按揉患者曲池、血海、足三里穴，各 2～3 分钟，以局部发热为度，患者取俯卧位，充分暴露背部，术者在患者背部膀胱经及督脉循行部位施行叩法，循经叩击 3～4 次，至其皮肤潮红、充血为止。

"小提示"——调理期注意事项

● 避免寒冷刺激，防止着凉。

● 禁食海鲜、牛羊肉，以避免加重症状、忌食辛辣等刺激性食物及饮酒。

● 避免手挠，防止抓破皮肤。多饮热水。

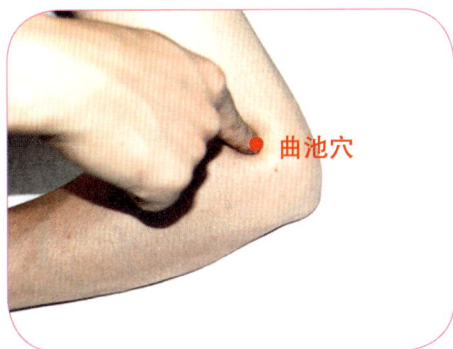

曲池穴

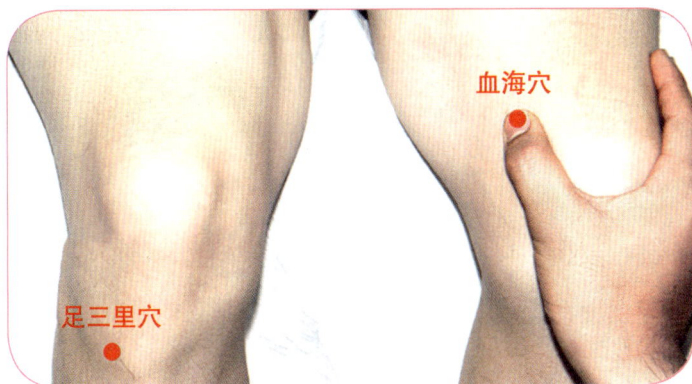

血海穴

足三里穴

"小案例"——红鼻子的王大爷

王大爷的鼻子头总是红红的，大家都叫他红鼻子老头，有一次在公园遛弯看见一个朋友的儿子，告诉他按摩可以治酒渣鼻，他抱着试试看的心理尝试着去了中医院，由于王大爷的病程时间比较长，短时间内效果并不明显。医生建议王大爷每天坚持点按素髎、合谷、曲池，没想到经过一段时间的治疗鼻子真的不那么红了，把王大爷高兴坏了，逢人就说点按穴位治病好。

"小妙招"——巧用点按法

酒渣鼻，又称玫瑰痤疮，多见于 30 ~ 50 岁的中年人，是一种主要发生于面部中央的红斑和毛细血管扩张的慢性炎症性皮肤病。中医认为酒渣鼻者先是由肺经血热内蒸，次遇风寒外束导致血瘀凝结而成。所以选取素髎、合谷、曲池三穴，首先用食指或中指点按素髎穴，点按力度由轻到重，点按 100 次。然后用双手食指和中指沿鼻梁两侧揉擦，用力要轻柔，速度缓慢，上下揉擦 1 ~ 2 分钟。最后用拇指按揉合谷、三阴交、曲池穴，速度由慢到快，力度由轻到重，按揉约 100 次。

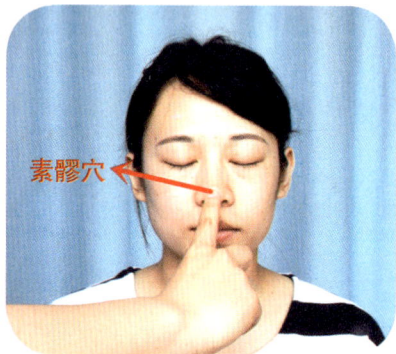

素髎穴

"小提示"——调理期注意事项

● 温水洗脸，避免过热过冷的水刺激及不洁之物接触鼻面。

● 保持精神愉快，避免精神紧张。少饮浓茶，戒除烟酒，不食辛辣刺激性食物，少食肥甘厚味，多吃蔬菜、水果，保持大便通畅。

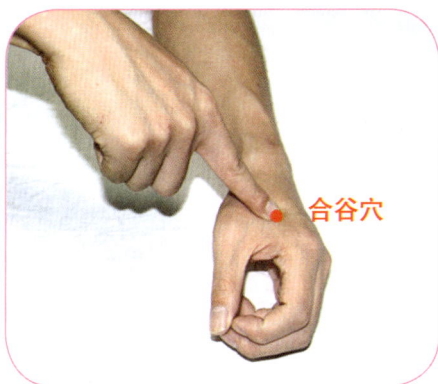

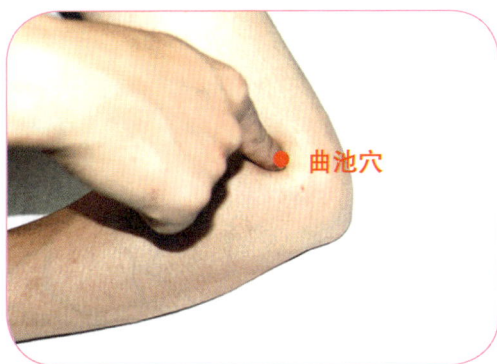

● 按摩时避开损伤部位。

合谷穴

曲池穴

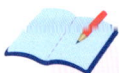

"小案例" —— 眼睑下垂怎么办？

李大爷家住农村，今年 60 多岁了，现在生活条件好了给自己买了一辆摩托车，正月里有一天去朋友家喝了点酒，骑摩托车回家的途中不小心摔到了沟里，被儿子送到医院治疗，一个月后别的伤基本都好了，可是右侧眼睑怎么也抬不起来了，没办法女儿把他接到长春进行医治，检查后西医院给予神经营养类药物治疗，没能见效，又听人介绍求助于中医，由于李大爷晕针，就用了点按疗法治疗，一周后眼睑就能缓慢抬起，一月后基本治愈。

"小妙招" ——巧用点按法

眼睑下垂通常指的都是上眼睑下垂，表现为上眼睑部分或完全不能抬起，从而使病眼的眼裂显得较正常眼裂小。眼睑下垂的病因非常多，涉及神经科、眼科和内分泌科。眼睑下垂是许多疾病的早期症状，若对此症状掉以轻心，任其发展，不仅影响人面部的美观，有的还会使人致残，甚至死亡。治疗此病可以选取局部的鱼腰穴和头顶的百会穴。鱼腰穴属于头部的奇穴，位于额部，瞳孔直上，眉毛中间的位置，具有明目利窍、疏风通络的作用。百会穴在我们的头顶，头为精明之府、百脉之宗，人体的十二经脉都聚会在此，是全身的主宰，而百会穴位于头顶部正中央，是人体众多经脉会聚的地方，是头部保健的重要大穴，它能够通达全身的阴阳脉络，连贯所有的大小经穴，对于调节人体的阴阳平衡起着十分重要的作用。鱼腰穴可用食指在眉毛处以画圈

"小提示"——调理期注意事项

● 嘱患者规律饮食，禁食辛辣刺激肥腻之品。

● 注意坚持体育锻炼，避免风寒湿邪侵袭。

● 调节情志，避免不良情绪对神经的影响，劳逸要结合。

● 临床上能够引起眼睑下垂的原因很多，临证时须辨证施治，避免误诊误治。如果点按穴位不能缓解，应该及早去医院进行系统诊疗，以免耽误病情。

● 先天性上睑下垂，采用点穴、药物等无效者，可结合手术治疗。但术后应继续手法治疗，以调节后天之本，巩固手术疗效。

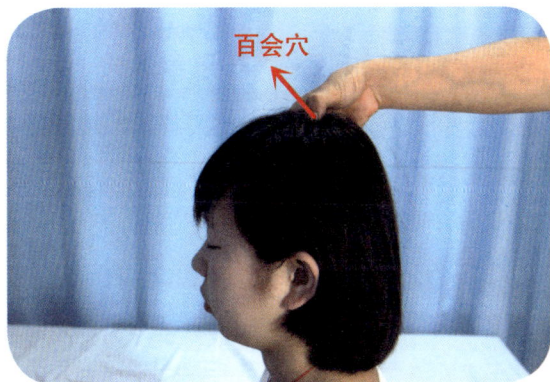

百会穴

的方式进行轻揉按摩，直至眉毛处感觉到热为止。百会穴可用食指点按，力度由轻到重，每次点按10分钟，1个月为一个疗程。

49 单纯性肥胖

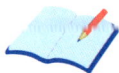

"小案例"——苦恼的小李

小李本来是个苗条漂亮的小姑娘，可是上了大学之后军训的时候由于劳累每天都吃好多的食物。军训之后虽然没有那么累了，可是食欲依然旺盛，每天晚上都要和寝室的小伙伴加上一餐。期末上秤一称竟然胖了10kg。小李这可郁闷了，可是管不住自己的嘴，怎么能控制一下食欲呢。妈妈是中医院的护士，去请教了大夫，回来教女儿自己每天点按穴位。饿的时候就点按穴位，几天过去小李真的不那么饿了，一个假期过去小李足足瘦了十多斤。小李开心极了，回到学校就和同学一起继续减肥，现在同寝的小伙伴没事就会自己点按穴位了。

"小妙招"——巧用中脘穴

现在很多人需要减肥，尤其对于爱美的女性而言，减肥几乎是女人一生的追求。单纯性肥胖是指无明显内分泌－代谢原因引起的体内积聚过多脂肪的病证。中脘穴是治疗肥胖的主要穴位，它属于奇经八脉之任脉，位于人体的上腹部，前正中线上，脐上四寸处，简单找法如下：胸骨下端和肚脐连线中点就是此穴。中医认为本病多因脾胃功能失常，气血阴阳失调，脾胃不能运化精微，形成痰湿从而导致肥胖发生。中脘穴为胃之募，腑之会，有健脾化湿、疏利中焦气机、补中气之功。点按此穴还可以控制食欲，每天点按3次，每次10～20分钟，30天为一个疗程。

"小提示"——控制饮食是关键

● 科学安排一日三餐，人体消耗最大的是在上午，所以早饭一定要吃饱，而如果吃夜宵就会使剩余的能量转为脂肪蓄积起来，所以在睡前三小时内不要吃任何东西。

● 控制主食和限制甜食，少食多餐，将一日三餐的食物总量分配到一日五餐当中。并且在晚上六点过后尽量不吃任何东西。

● 多吃膳食纤维，纤维能阻碍食物的吸收，纤维在胃内吸水膨胀，可形成较大的体积，使人产生饱腹感，有助于减少食量，对控制体重有一定作用。

● 多饮水或喝汤，可以补充水分，调节脂类代谢。加强运动。作息规律。

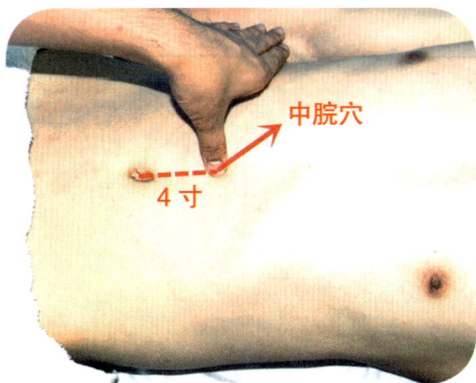

中脘穴

4寸

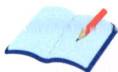

"小案例"——皮肤晦暗怎么办？

美琪是一名业务员，因为长期的户外工作，加上作息不规律，才 28 岁的她脸部皮肤就变得晦暗粗糙，浓妆也掩盖不住脸上的憔悴，反而使得皮肤越来越不好，每天卸了妆她都忍不住对着镜子苦笑，她的同事都建议她去做美容，可是单纯的美容治标不治本，她的容颜依然憔悴，美容师建议她配合穴位治疗，她每天坚持晚上点按双侧的三阴交穴位，一个月后皮肤果然变得白嫩有光泽。

"小妙招"——美容要穴要记牢

三阴交是脾、肝、肾三条经络相交汇的穴位。其中，脾化生气血，统摄血液。肝藏血，肾精生气血。按摩三阴交可调理此三经的气血，而且还能促进任脉、督脉和冲脉的畅通。任脉主管人体全身之血，督脉主管人体全身之气，冲脉是所有经脉的主管。女人只要气血足，经脉畅通，皮肤就会面色红润，白里透红，睡眠踏实。不过，要坚持才有效果，坚持每天按揉 20 分钟，一个月之后效果才能看得到。

"小提示"——调理期间注意事项

● 卷心菜、花菜、猕猴桃、草莓等蔬菜水果可以抑制色素沉着，平时多吃一些，可以做到美白，淡化色斑。

● 黑色素的产生与酪氨酸酶密切相关。维生素 E 的侧链双键可直接参与疏基的氧化还原过程，抑制酪氨酸酶活性，从而减少黑色素生成，达到祛斑的功效。

● 维生素 B_2 能使体内内毒素降低，从而抑制色斑形成。故富含维生素 B_2 的食物如鸡蛋、牛奶、油菜、菠菜也是不错的选择。

● 养成良好的生活习惯，饮食要有规律，合理搭配膳食，保证充足的睡眠。

● 保持精神愉快，避免精神紧张。

● 不抽烟，不喝酒，不吃辛辣刺激食品。

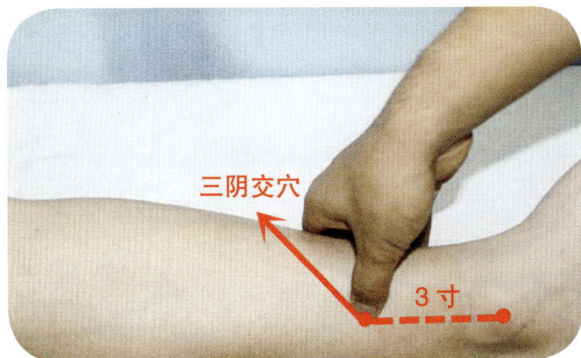

三阴交穴

3寸

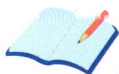

"小案例"——胸变形了怎么办

丽丽生完孩子后乳房明显下垂，再也没有以前美好的外形了，为此她常常暗自流泪，一次她听讲座说按摩可以丰胸，回家后她就偷偷地进行胸部按摩，没想到过了一段时间胸部真的又挺起来了，她高兴地不禁向身边好多生过孩子的女朋友推荐了按摩。讲座说胸部是否健美除了遗传因素外，主要是因为内分泌失调，激素分泌不平衡，雌激素水平低下，乳腺细胞对雌激素的反应能力及敏感性下降，或乳房的始基细胞数量不充足，发育时期药物服用不当阻碍了乳房的正常发育，或者受到外伤所致，此外，随着年龄的不断增长，乳房也是人体老化速度最快的部位之一。无论是女性成长期的身型变化，还是孕婴时造成的胸部收缩，都是加速女性胸部老化的重要因素。世界万物都是受地心引力作用的，胸部也是如此，所以松弛、下垂、外扩等的烦恼更会随之而来，胸部美感无存也会让你尽失性感魅力。因此女人过了23岁后，就应该在胸部保养上下功夫了。相比胸肌锻炼，胸部指针疗法则更加温和有效，所以每天只要花上15～20分钟进行胸部点穴治疗，就能够促进胸部的血液循环，使胸部饱满而又富有弹性。女性的乳房一般以丰盈有弹性、两侧对称、大小适中为健美。

"小妙招"——巧用乳四穴

乳四穴，在以乳头为中心的垂直和水平线上，分别距乳头2寸即大约三横指宽处，上、下、左、右各有一穴。点按乳四穴可

"小提示"——调理小方法

● 平常穿戴合适的文胸，过松会使乳房下垂或外扩，过紧则影响乳房的血液循环。

● 注意加强体育锻炼，特别是胸部肌肉的锻炼。有空时要多做乳房按摩和扩胸运动，让乳房更有弹性。千万注意，不要随便乱用健胸霜，以免发生过敏等副作用。

● 点穴法配合食疗法则为使乳房健美的最健康方法，食疗推荐方：牛奶木瓜汁；海带猪蹄焖鲤鱼；黄豆猪脚汤。

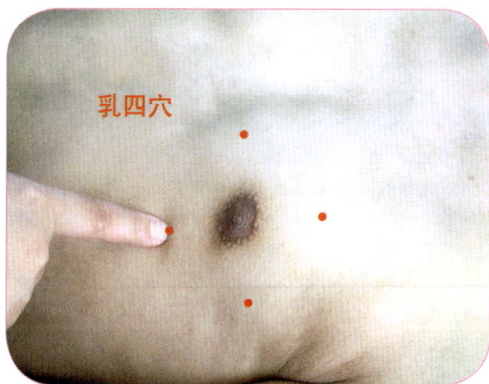

乳四穴

治疗乳房发育不良、乳腺增生、乳房平坦、乳头凹陷、乳房下垂、乳房腹痛、乳汁不足等。以食指或拇指按揉乳四穴，旋转式点揉，分别顺时针、逆时针方向各揉 100 次。点揉时速度由轻到重，速度由慢到快，以局部有酸胀感为佳。